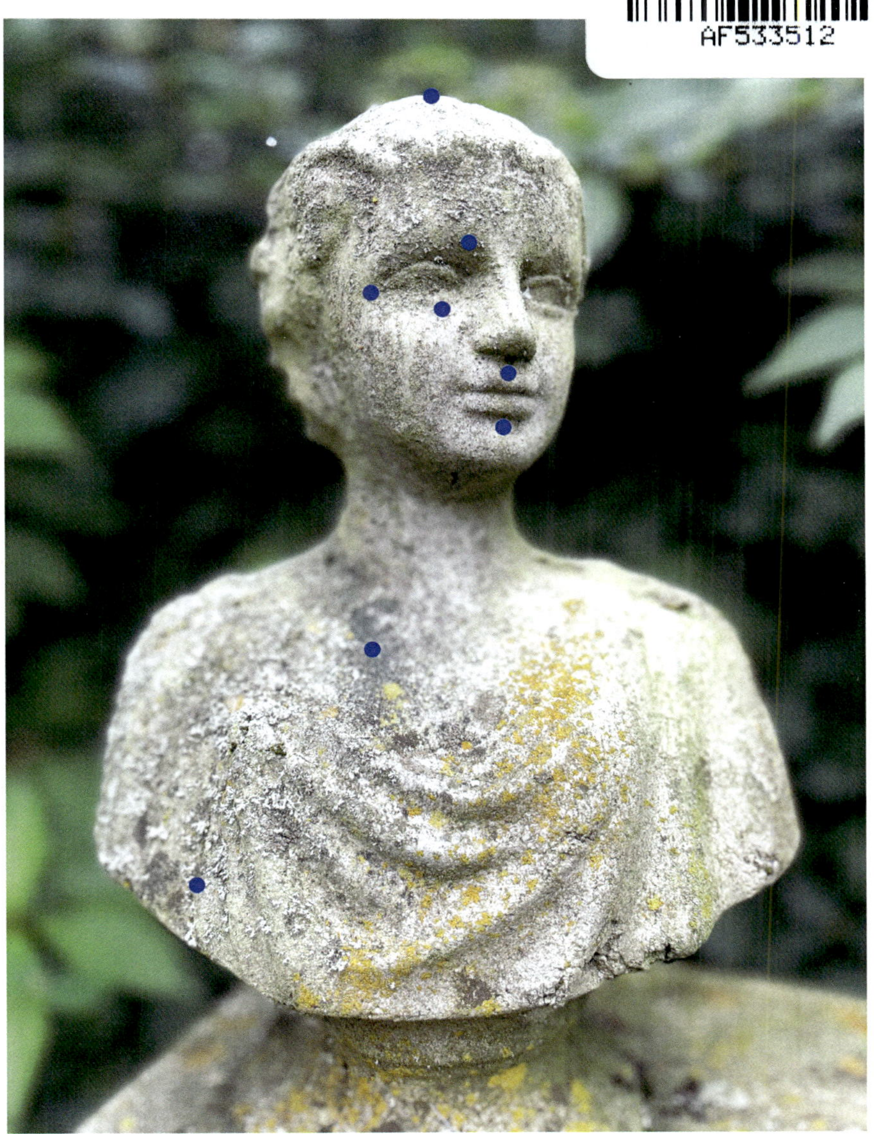

INHALTSVERZEICHNIS

REGINE KROLL

HANDBUCH DER KLOPFAKUPRESSUR

Grundlagen und systemische Erweiterung

Text: Regine Kroll
Covergestaltung: Verlagshaus Schlosser
Umschlagabbildung: AdobeStock
Satz und Layout: Verlagshaus Schlosser / Florian Götting
ISBN 978-3-96200-736-2
Druck: Verlagsgruppe Verlagshaus Schlosser
D-85652 Pliening • www.schlosser-verlagshaus.de

Printed in Germany

VORWORT

Dieses Klopfakupressur-Handbuch versteht sich als Leitfaden und Lehrbuch. Es hat zum Ziel, sowohl die Einfachheit als auch die Komplexität der Klopfakupressur darzulegen.

Struktur und Reihenfolge der Inhalte sollen den LeserInnen und potentiellen AnwenderInnen das nötige Wissen hierfür nach und nach aufeinander aufbauend vermitteln.

Das Handbuch eignet sich darüber hinaus dafür, einzelne bestimmte Techniken nachzuschlagen und nachzulesen.

Neu in diesem Buch ist die Systemische Klopfakupressur. Sie wurde 2007 von Ronald Hindmarsh initiiert und von 2015 an in Zusammenarbeit mit der Autorin weiterentwickelt.

Auch wenn zur klassischen Klopfakupressur, hervorgegangen aus den Emotional Freedom Techniques EFT von Gary Craig und in vielen Varianten weitergeführt, schon viel geschrieben worden ist, so ist das Anliegen dieses Buches, die systemische Erweiterung der bisherigen Grundlagen darzustellen.

Die Stärke der Systemischen Klopfakupressur liegt in der effizienten und nachhaltigen Behandlung generationsübergreifender emotionaler Belastungen. Denn für die Bearbeitung belastender Emotionen mit familienbiographischem Hintergrund hat es sich gezeigt, dass ein Fortschritt oft nur erreicht wird, wenn in der Klopfanwendung das Familiensystem mit einbezogen wird.

Des Weiteren kann die Systemische Klopfakupressur auch innersystemisch durch Ansprache einzelner Persönlichkeitsanteile eingesetzt werden.

Da das Klopfen im Prinzip einfach ist, ist eine Selbstanwendung auch ohne besondere psychologische Vorkenntnisse möglich. Die Umsetzung dieser Anleitung und aller weiteren Techniken geschieht auf eigene Verantwortung.

Sollten die Belastungen jedoch stärker sein, ist es ratsam, die Begleitung durch einen erfahrenen Coach oder Therapeuten/Therapeutin in Anspruch zu nehmen.

Das therapeutische Gespräch bietet einen sicheren Rahmen. Hier ist es möglich, in Beziehung zu treten, blinde Flecken zu entdecken, Perspektiven zu wechseln und in Sicherheit heikle Themen anzugehen.

So kann die Klopfakupressur ihre volle Wirkung entfalten.

WAS IST KLOPFAKUPRESSUR?

Klopfakupressur ist leicht zu erlernen, sanft und wirkungsvoll. Mit ihr können bei vielen psychischen und psychosomatischen Beschwerden erstaunliche Resultate erzielt werden. Sie kann sowohl emotional stabilisierend als auch auflösend eingesetzt werden.

Wie es begann

Eine Klientin Dr. Roger Callahans, genannt Mary, litt an einer schweren Wasserphobie: Mary konnte Wasser, egal in welcher Menge oder in welchem Gefäß, noch nicht einmal anschauen, ohne in Panik zu geraten. Von den Standardverfahren der Psychotherapie bis zu alternativen Verfahren wie Hypnose hatte Dr. Callahan nichts unversucht gelassen, dennoch löste Wasser bei Mary nach wie vor große Angst aus.

Während einer Sitzung im Jahr 1980 bat Dr. Callahan Mary, einen bestimmten Punkt unterhalb des Auges zu klopfen; dabei handelte es sich um einen Akupunkturpunkt auf dem Magen-Meridian. Die Angst verschwand und die Wirkung war nachhaltig!

Thought Field Therapy (TFT)

Die erfolgreiche Behandlung von Mary war, so wird es erzählt, die Initialzündung für die Entwicklung der Klopfakupressur-Methode Thought Field Therapy (TFT). Dr. Callahans Annahme ist, dass die Gedanken mit dem Energiefeld des Körpers in Beziehung stehen. Wird das Energiefeld durch das Klopfen bestimmter Akupunkturpunkte verändert, so können sich sowohl Gedanken als auch negative Emotionen verändern oder auflösen.

Die Punkte werden bei dieser Technik für jede Person und jedes Problem neu bestimmt, so wie es in der Behandlung mit klassischer Akupunktur üblich ist. Daher kann nur jemand, der die entsprechenden Kenntnisse dazu besitzt, solch eine Behandlung durchführen.

Weiterentwicklung und Vereinfachung

Zu Beginn der 1990er Jahre entwickelte Gary Craig, ein Schüler von Dr. Callahan, daraus die Methode Emotional Freedom Techniques (EFT). Er vereinfachte TFT, indem er eine Reihe von Akupunkturpunkten festlegte, die für jede Störung angewendet werden kann. Damit entfällt die Suche nach den »passenden« Akupunkturpunkten.

Emotional Freedom Techniques (EFT)

Die Grundannahme der Klopfakupressur nach Gary Craig lautet:

Die Ursache aller belastenden Emotionen ist eine Störung im Energiesystem des Körpers.

Eine wesentliche Innovation von Gary Craig ist die Standardisierung des Klopfablaufs. Unabhängig davon, was zu bearbeiten ist, wird eine gleichbleibende Klopfroutine angewendet, das Basisprotokoll.

Durch ein kostenfrei downloadbares Manual machte er seine Variante der Klopfakupressur für alle Interessierten zugänglich und praktikabel. Dank dieser freigiebigen Weitergabe seiner Anleitungen und Videos Mitte der 1990er Jahre ist es Gary Craig zu verdanken, dass die Klopfakupressur mittlerweile weltweit bekannt und verbreitet ist.

EFT ist und bleibt die kraftvolle Basis aller Varianten und Weiterentwicklungen. Für dieses Geschenk an die Menschheit sei an dieser Stelle ein großer Dank an Gary Craig ausgesprochen. Es ist verständlich, dass er Wert darauf legt, dass Modifizierungen, Abweichungen und Weiterentwicklungen als solche erkenntlich sind.

Die in diesem Buch beschriebenen Grundlagentechniken beziehen sich auf die EFT-Techniken von Gary Craig, sind aber nicht immer identisch mit diesen. Es handelt sich um die Interpretation der Autorin.

Aktueller Stand

Die Klopfakupressur ist seither vielfach weiterentwickelt und auch unter anderen Markenbezeichnungen weitergegeben worden.

Official EFT und **Optimal EFT** sind aktuelle Bezeichnungen der Methoden von Gary und seiner Tochter Tina Craig, nachzulesen auf seiner Internetseite. (Seite 96)

Weitere Varianten sind:

MET Meridian-Energie-Technik nach Rainer Franke,
PEP Prozessorientierte Psychologie nach Michael Bohne oder
KnB Klopfen nach (Horst) Benesch, um nur einige zu nennen.

2017 entschied sich der Verband, der die Vertretung von EFT im deutschsprachigen Raum zur Aufgabe hat, für eine Namensänderung.

Aus **EFT D.A.CH. Verband für Klopfakupressur e. V.**
wurde
Verband für Klopfakupressur e. V.

Mit dieser Änderung öffnete der Verband sich für alle KlopfanwenderInnen. Ähneln sich doch trotz leichter Unterschiede alle oben genannten Techniken sehr.

Die »Systemische Klopfakupressur«, die in diesem Buch beschrieben wird, ist eine ganz neue und sehr tiefgreifende Anwendung der bewährten Technik im systemischen Kontext.

Sie wurde von Ronald Hindmarsh entwickelt und von 2015 – 2018 in Zusammenarbeit mit der Autorin erstmals in einem Tutorial zur Klopfakupressur beschrieben. *(Seite 96)*

ANWENDUNGSGEBIETE

Die Klopfakupressur lässt sich für Symptome einsetzen, die Ausdruck von Stress im Körpersystem sind, und zwar körperlich, emotional und mental. Aufgrund ihrer Einfachheit und leichten Erlernbarkeit ist sie auch für die Arbeit mit Kindern gut geeignet.

Häufige und beispielhafte Symptome in diesen Bereichen sind:

<table>
<tr>
<td>Körperlich<ul><li>Verspannungen</li><li>Schmerzen</li><li>Zittern</li><li>Schweißausbrüche</li><li>Herzklopfen</li><li>Übelkeit</li><li>Allergische Reaktionen</li></ul></td>
<td>Emotional<ul><li>Innere Unruhe / Stress</li><li>Ängste / Phobien</li><li>Depressive Verstimmungen</li><li>Aggressionen / Wut / Groll</li><li>Schlafstörungen</li><li>Selbstwertprobleme</li><li>Leistungsprobleme</li><li>Partnerschaftsprobleme</li></ul></td>
</tr>
<tr>
<td>Mental<ul><li>Belastende Erinnerungen</li><li>Einschränkende Glaubenssätze</li><li>Systemische Verstrickungen</li></ul></td>
<td>Typische Kinderthemen<ul><li>Angst im Dunkeln</li><li>Angst vor Monstern</li><li>Angst vor dem Alleinsein</li><li>Schulangst</li><li>Lern- und Konzentrationsstörungen</li><li>Belastende Erfahrungen in der Familie</li></ul></td>
</tr>
</table>

KONTRAINDIKATIONEN

Auch wenn mit der Klopfakupressur oft erstaunliche Ergebnisse erzielt werden können, gibt es natürlich Grenzen der Anwendung. Klopfakupressur ersetzt keinesfalls eine medizinische oder psychiatrische Behandlung! Insbesondere bei psychiatrischen Erkrankungen wie

- Bewusstseinsstörungen, Wahn
- schwere Depressionen oder
- Schizophrenie

ist von einer Klopfakupressur-Anwendung abzuraten. Diese Erkrankungen gehören in die Hände ausgebildeter FachärztInnen.

Schwer belastende medizinische Diagnosen und die daraus resultierenden Behandlungen können durch die Klopfakupressur emotional abgefedert werden, so dass Betroffene sowie deren Bezugspersonen Unterstützung erfahren können. *(Seite 91)*

GRENZEN DER SELBSTANWENDUNG

Die große Stärke der Klopfakupressur in der Selbstanwendung liegt in der autonomen Stabilisierung bei Belastungen und Anforderungen des Alltags. Aufdeckende und nachhaltig wirksame Arbeit kann bei leichten Themen in der Selbstanwendung gut funktionieren. Dazu zählen zum Beispiel Prüfungsängste, Höhenängste oder Spinnenphobien.

Sollte keine oder keine nachhaltige Entlastung erreicht werden, liegt das meistens nicht daran, dass Klopfakupressur nicht wirkt. Erfahrungsgemäß werden hier die Grenzen der Selbstanwendbarkeit oder auch die Grenzen der verwendeten Klopfakupressur-Techniken erreicht.

Grundsätzlich liegt die selbstgesteuerte Veränderungsarbeit in der Verantwortung der AnwenderInnen. Dazu gehört, die eigenen Grenzen wahrzunehmen und damit angemessen umzugehen. Hier gibt es mindestens zwei Wege:

- Unterstützung durch eine Außenperspektive

Allein schon die Außenwahrnehmung einer nahestehenden Person ist oft hilfreich, um mit eigenen Themen weiterzukommen.

- Professionelle Begleitung

Eine professionelle Begleitung durch einen erfahrenen Coach ermöglicht ein intensives Einsteigen in die eigenen Themen. Viele emotionale Belastungen haben einen familienbiographischen Hintergrund. Dieser kann sich z. B. in Gestalt hartnäckiger Blockaden bemerkbar machen.

Hier eignen sich insbesondere die Techniken der Systemischen Klopfakupressur.

WIRKHYPOTHESEN

Es gibt unter den Anwendern der Klopfakupressur bislang keinen Konsens darüber, warum Klopfakupressur wirkt. Es besteht jedoch Einigkeit darüber, dass Klopfakupressur wirkt. Viele internationale Studien belegen das eindrucksvoll *(Seite 96)*. Drei mögliche Erklärungen möchte ich hier kurz vorstellen.

Das energetische Erklärungsmodell

Die klassische Grundannahme über den Wirkmechanismus aller energetischen Techniken lautet: Jede belastende Emotion hängt mit einer Störung im Energiesystem des Körpers zusammen. Diese kann durch Stress hervorgerufen werden, der von außen oder von innen das Energiesystem negativ beeinflusst. Auch negative Gefühle, Gedanken und Körperempfindungen sind Ausdruck von Blockierungen oder Störungen im Energiesystem des Organismus.

Das Klopfen von Energiepunkten, die sich entlang der Meridiane am Körper befinden, führt zur Auflösung dieser Blockaden, zum freien Fluss der Lebensenergie und damit zum Verschwinden der belastenden Phänomene.

Das neuronale Erklärungsmodell

Das Erleben einer Belastung oder die Beschäftigung damit verursacht auf bewusster oder unbewusster Ebene ein Unbehagen, das sich körperlich, emotional und/oder mental zeigt.

Das kontinuierliche Klopfen der Akupunkturpunkte führt dagegen zu einer Wahrnehmung von angenehmer körperlicher Gelöstheit und Entspannung.

Der gleichzeitige Fokus auf die Belastung und auf die Wahrnehmung von Entspannung führt dazu, dass beide Informationen gleichzeitig dem Gehirn gemeldet werden. Auf neuronaler Ebene findet nun eine Neuvernetzung statt. Die Belastung wird als solche nicht mehr wahrgenommen, da sie mit einem Wohlgefühl gekoppelt ist.

Das psychologische Erklärungsmodell

Eckhart Tolle sagt: »Wenn du akzeptierst, was ist, ist jeder Augenblick der beste Augenblick. Widerstand erzeugt Leiden, Akzeptanz schafft Frieden.«

Die Akzeptanz der Belastung – wie zu Beginn des Basisprotokolls beschrieben – lässt eine erste innere Distanz entstehen, die die Wahrnehmung möglicherweise weniger intensiv erscheinen lässt und die es ermöglicht, mit der Bearbeitung zu beginnen.

Fazit

Welche dieser Wirkhypothesen man favorisieren mag, ist für die Arbeit mit der Klopfakupressur nicht entscheidend. Die Erfahrung zeigt, dass sich durch das Klopfen einer Reihe von Körperpunkten die subjektiv empfundene Belastung verringert bei gleichzeitiger Fokussierung auf eben diese Belastung.

THEMEN EINORDNEN UND FOKUSSIEREN

Um ein Thema bearbeiten zu können, muss es erst einmal wahrgenommen werden können. Das ist nicht immer ganz einfach, denn oftmals bestehen Belastungszustände aus einem Cluster verschiedenster Symptome. Die Frage, die im Mittelpunkt steht, lautet: Was habe ich genau, was nehme ich wahr? Ist es eine Körperwahrnehmung, eine Emotion oder liegt die Belastung im mentalen Bereich?

Diese Lenkung der Selbsterforschung ist nicht neu in der Psychotherapie, erleichtert sie doch eine strukturierte Arbeit. In der Anwendung der Klopfakupressur erfährt der mentale Bereich eine Unterteilung in die Bereiche Erinnerungen und Glaubenssätze. Dies ist insofern hilfreich, da die jeweilige Bearbeitung unterschiedlich ist.

Ein Thema ist jedoch nicht immer eindeutig einem der vier Bereiche zuzuordnen. Es kann in einem oder in mehreren angesiedelt sein. Für die Bearbeitung des Themas mit der Klopfakupressur ist es jedoch einfacher, sich zunächst auf einen Bereich zu fokussieren und sich dann nach und nach auch den anderen Bereichen zu widmen.

Der Bereich der Emotionen ist im folgenden Schaubild einer von vieren. Für die Orientierung und Bearbeitung ist das hilfreich, wohl wissend, dass Emotionen in jedem der vier Bereiche eine Rolle spielen. Sie sind dabei nicht immer sofort präsent. Sie können hinter einem Körpergefühl oder einem Glaubenssatz versteckt oder in einer Erinnerung vergraben sein.

Körperwahrnehmung	**Emotionen**
Was genau fühle ich?	Wie fühle ich mich?

Was nehme ich wahr?

Mentaler Bereich	
Erinnerung	**Glaubenssatz**
Woran erinnert mich das?	Was habe ich daraus gelernt?

BASISPROTOKOLL — ÜBERSICHT — ERKLÄRUNG

Die Klopfakupressur besteht im Wesentlichen aus einigen wenigen Elementen, die, immer wieder angewendet, einen allgemeinen Charakter haben, aber gleichzeitig spezifisches Arbeiten ermöglichen.

Das Basisprotokoll hat tatsächlich etwas sehr Technisches oder auch Rezepthaftes. Zum besseren Verständnis möchte ich hier mit einer Übersicht und einer Erklärung der einzelnen Elemente oder »Zutaten« beginnen.

Übersicht der Zutaten

- Thema fokussieren
- Belastung messen
- Einstimmungssatz definieren und Handkantenpunkt klopfen
- Körperpunkte klopfen und Erinnerungssatz sprechen
- Veränderung messen
- Veränderung testen

Erklärung der Zutaten

Thema fokussieren

Im therapeutischen Gespräch kristallisiert sich das Thema heraus. Die oben beschriebene Einordnung in Wahrnehmungsbereiche ist dabei eine Hilfe. Das kann sehr schnell gehen, wenn das Thema sehr akut ist und quasi auf den Nägeln brennt. Es kann aber auch eine Weile dauern, insbesondere bei unklaren Gefühlen oder Lebensfragen. Das Thema sollte so genau wie möglich und mit wenigen Worten benannt werden.

Die Sorge, dass die Fokussierung auf ein Problem zu dessen Verstärkung führen könnte, ist in diesem Zusammenhang unbegründet.

Die Gleichzeitigkeit des Fokussierens und des Klopfens führt zur Auflösung der gefühlten Belastung. *(Siehe Wirkhypothesen Seite 13)*

Belastung messen

Nachdem das Thema erarbeitet und benannt ist, wird die Stärke der Belastung, die dieses Thema erzeugt, in der Regel auf einer Belastungsskala, genannt SUD-Skala, eingewertet. SUD ist die Abkürzung für die englische Bezeichnung »Subjektive Units of Distress«.

»Distress« ist die englische Bezeichnung für negativen Stress im Gegensatz zu Eustress, der einen positiven Stress, etwa im Sinne einer aufgeregten Vorfreude, bezeichnet.

Dieses Messinstrument begleitet den Klopf-Prozess, um Veränderungen besser wahrnehmen zu können. In der Regel wird für die Einwertung der Belastungsintensität eine Skala von 0 bis 10 genutzt. 0 bedeutet, dass keine Belastung spürbar ist, bei 10 ist die Belastung maximal.

Falls diese Vorgehensweise als zu abstrakt empfunden wird, können alternative Möglichkeiten gewählt werden. Gerne verwendet werden etwa eine Reihe von unterschiedlichen Smileys mit einem Gesichtsausdruck von sehr traurig bis sehr fröhlich. Verschiedene Daumen oder eine körperliche Geste von Weite oder Höhe mit den Armen können insbesondere in der Arbeit mit Kindern sehr hilfreich sein.

Unabhängig davon, welches Messinstrument man auch anwendet, gefragt ist, wie stark die subjektiv empfundene Belastung im jetzigen Moment wahrgenommen wird. Es spielt also keine Rolle, wie die Belastung früher in der Situation empfunden wurde oder wie sie auf einer »objektiven« Skala eingeschätzt werden könnte. Die augenblickliche gefühlte Belastung ist entscheidend.

Einstimmungssatz definieren und Handkantenpunkt klopfen

Der Einstimmungssatz ist ein Satz, der das Thema mit wenigen Worten benennt und die Aufgabe hat, die Selbstannahme zu fördern.

Denn Veränderung wird dort möglich, wo Akzeptanz für das, was ist, entsteht. Beim Aussprechen des Satzes wird ein einzelner Punkt an der Handkante geklopft.

Der Standardsatz lautet:

Auch wenn ich ... (Thema einsetzen) **habe/bin, liebe und akzeptiere ich mich.** Oder:
Auch wenn ich ..., nehme ich mich so an, wie ich bin.

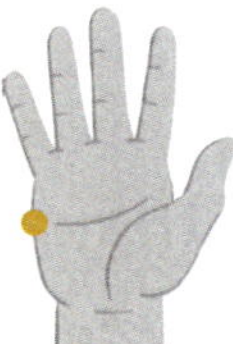

Dazu wird der Handkantenpunkt **HK** mit allen Fingern der anderen Hand 2- bis 3-mal pro Sekunde geklopft, alternativ kann eine etwa handtellergroße Stelle oberhalb des Herzens im Uhrzeigersinn gerieben werden. (Der »wunde Punkt«)

Wenn es problematisch ist, diese Sätze auszusprechen, da eine Selbstakzeptanz noch nicht oder nur schwach vorhanden ist, können Variationen gewählt werden:
Auch wenn ..., bin ich ok.
Auch wenn ..., bin ich irgendwie ok.
Auch wenn ..., beginne ich für mich zu sorgen.
Auch wenn ..., nehme ich mir den Raum, den ich brauche.
Auch wenn ..., nehme ich mir die Zeit, die ich brauche.
Auch wenn ..., achte ich mich dafür, dass ich beginne, mich um mich zu kümmern.

Wenn die Selbstakzeptanz noch gänzlich fehlt:
Auch wenn ich mich im Moment noch so gar nicht akzeptieren kann, ist es gut, dass ich mich auf den Weg mache.

Manchmal ist Phantasie gefragt, um die Abänderung oder »Verdünnung« der Formulierung zu finden, die stimmig ist und mit der der Einstieg in die Arbeit gelingen kann.

Körperpunkte klopfen und Erinnerungssatz sprechen

Getragen von dieser Akzeptanz beginnt das eigentliche Klopfen der Körperpunkte bei gleichzeitiger Fokussierung auf die Belastung. Dabei hilft es, das Problem immer wieder zu benennen. Das laute Aussprechen des Themas mit Hilfe des Erinnerungssatzes verhindert gedankliches Abschweifen.

Jeder der 8 Körperpunkte wird ca. 8- bis 10-mal mit 2 oder 3 Fingern geklopft. Es ist dabei unerheblich, welche Hand benutzt wird und auf welcher Seite geklopft wird.

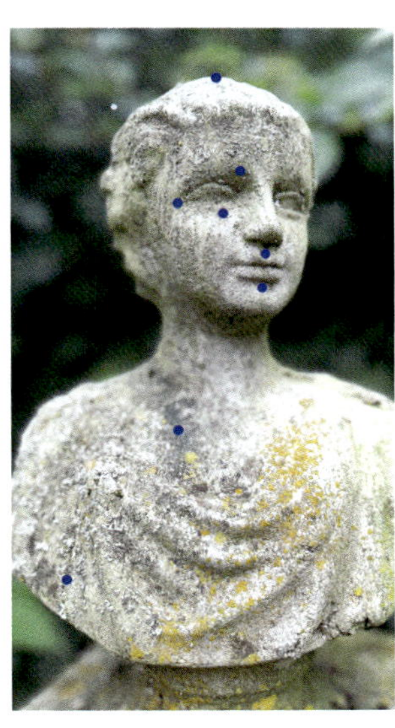

AK auf dem Kopf

AB Anfang der Augenbraue

SA seitlich vom Auge

UA unter dem Auge

UN unter der Nase

UL unter der Unterlippe

SB unter dem Schlüsselbein

BK seitlich des Brustkorbs, etwa 10 cm unterhalb der Achsel

Bei jedem Punkt wird erneut das Thema genannt (Erinnerungssatz) oder eine spezifische Aussage darüber gemacht.

Nach Beendigung der Klopfrunde wird einmal tief ein- und ausgeatmet und ein Glas Wasser getrunken.

BEISPIEL SPINNENPHOBIE

Einstimmungssatz und Handkantenpunkt klopfen:

Auch wenn ich Angst vor Spinnen habe, nehme ich mich so an, wie ich bin.

Erinnerungssatz und Körperpunkte klopfen:

Meine Angst vor Spinnen, meine Angst vor Spinnen ...

Veränderung messen

Wenn alle Punkte geklopft sind, wird die noch vorhandene Belastung wieder auf der SUD-Skala eingewertet und dieser Wert mit dem Ausgangswert verglichen. Hat sich die Belastung verringert, ist es ein gutes Zeichen, dass der eingeschlagene Weg in die gewünschte Richtung führt. Weitere Klopfrunden können angeschlossen werden, bis idealerweise eine 0 auf der SUD-Skala erreicht wird.

Wenn das nicht möglich ist, haben sich vielleicht neue, bisher nicht genannte Aspekte des Themas gezeigt. Dies sind Unterthemen oder Teilthemen, die alle wie Teile eines Puzzles zu dem einen Hauptthema gehören.

SPINNENPHOBIE

Mögliche Aspekte:

- die Größe der Spinne
- die langen Beine, die haarigen Beine
- das schnelle, unkontrollierte Krabbeln
- das hässliche Aussehen etc.

Auch ein Wechsel zu einem anderen Wahrnehmungsbereich kann helfen. Wenn zum Beispiel eine Emotion sich nicht weiter reduzieren lässt, steht jetzt möglicherweise ein Körpergefühl im Vordergrund.

Bei hartnäckigen Widerständen stehen einer Auflösung höchstwahrscheinlich Einwände entgegen. *(Seite 60)*

Veränderung testen

Wurde nach mehreren Klopfrunden auf der SUD-Skala eine 0 erreicht, d. h. eine Belastung vollständig aufgelöst, kann diese neue emotionale Freiheit einem Stresstest unterzogen werden, indem versucht wird, die früheren Symptome wieder hervorzurufen.

Hierzu stellt man sich gedanklich Situationen oder Sachverhalte vor, die bisher zu einer belastenden Wahrnehmung geführt haben. Es ist natürlich auch möglich, sich an die Vorstellung heranzutasten. Es muss bei einer Höhenangst nicht gleich die ganze Leiter sein, die in der Vorstellung erklommen wird. Es kann Stufe für Stufe begonnen werden. Je intensiver die Vorstellung gelingt, desto sicherer ist das Testergebnis.

BEISPIEL HÖHENANGST

Stelle dir nach der Bearbeitung der Höhenangst mit der Klopfakupressur vor, auf eine Leiter zu steigen oder auf einen Balkon im 10. Stockwerk eines Hochhauses zu gehen.

Was nimmst du wahr?

War die Bearbeitung mit Klopfakupressur erfolgreich, wird keine Belastung mehr zu spüren sein. Andernfalls zeigen sich neue Aspekte, die noch bearbeitet werden wollen.

Kann durch die gedankliche Vorstellung keine Belastung mehr ausgelöst werden, ist die vorsichtige Überprüfung in der Realität der nächste Schritt. Eine absichernde Begleitung ist hierbei hilfreich.

ANWENDUNG BASISPROTOKOLL

Thema fokussieren
Benenne das belastende Thema so genau wie möglich mit wenigen Worten.

Belastung messen
Miss die Belastung, die das Thema jetzt, wenn du daran denkst, in dir auslöst auf einer Skala von 0 (keine Belastung) bis 10 (maximale Belastung).

Einstimmungssatz definieren und Handkantenpunkt klopfen

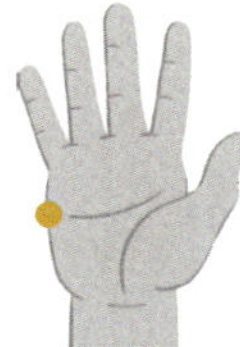

Auch wenn ich ... (Thema einsetzen) **habe/bin, liebe und akzeptiere ich mich.** Oder: **... nehme ich mich so an, wie ich bin.** Klopfe dazu den Handkantenpunkt **HK** mit allen Fingern der anderen Hand 2- bis 3-mal pro Sekunde.

Körperpunkte klopfen und Erinnerungssatz sprechen
Klopfe nun nacheinander jeden der 8 Körperpunkte ca. 8- bis 10-mal. Nenne bei jedem Punkt erneut dein Thema.

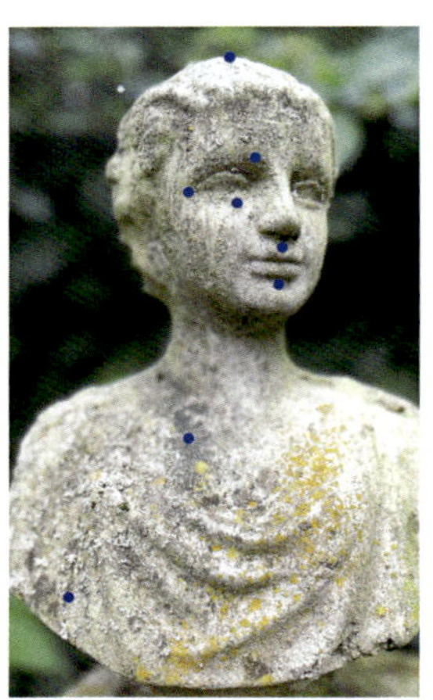

AK auf dem Kopf

AB Anfang der Augenbraue
SA seitlich vom Auge
UA unter dem Auge
UN unter der Nase
UL unter der Unterlippe

SB unter dem Schlüsselbein
BK seitlich des Brustkorbs, etwa 10 cm unterhalb der Achsel

Atme nach Beendigung der Klopfrunde einmal tief ein und aus und trinke etwas Wasser.

Veränderung messen

Fokussiere dich wieder auf dein Thema. Wie ist die Belastung jetzt? Ist der Wert gesunken, aber noch nicht auf 0, dann klopfe weitere Runden mit folgendem Einstimmungssatz:

Auch wenn ich noch eine restliche Belastung durch mein Thema verspüre, nehme ich mich so an, wie ich bin.

Mache so viele Klopfrunden, bis die Belastungsintensität deutlich gesunken ist, idealerweise bis auf 0. Lässt sich der Wert nicht weiter reduzieren, verändere den Einstimmungssatz so, dass er die veränderte Wahrnehmung des Themas nun klarer und treffender beschreibt.

Zeigen sich neue Aspekte? Hilft ein Wechsel zu einem anderen Wahrnehmungsbereich? Beginne mit der neuen Beschreibung des Themas das Basisprotokoll von vorne. Je genauer alle Aspekte eines Themas bearbeitet wurden, desto besser und nachhaltiger ist der Erfolg.

Geht es nicht weiter voran, so stehen einer Auflösung möglicherweise Einwände entgegen. *(Seite 60)*

Veränderung testen

Überprüfen der alten Symptome in der Vorstellung oder Realität.

Veränderung verankern mit 9-Gamut-Protokoll

Nach einer Sitzung, in der viel aufgelöst werden konnte, kann dieses Protokoll angewendet werden, um das Gehirn zu stimulieren und Veränderungen besser zu verankern. Über Augenbewegungen, Zählen und Summen werden rechte und linke Gehirnareale abwechselnd kurz angesprochen, um eine Ausbalancierung zu erreichen.

9-GAMUT-PROTOKOLL

Das 9-Gamut-Protokoll beginnt mit dem Klopfen eines Punktes, der sich auf der Rückseite der Hand zwischen den Mittelhandknochen des Ringfingers und des kleinen Fingers befindet.

Während kontinuierlich mit 3 Fingern einer Hand der Punkt auf der anderen Hand geklopft wird, werden nacheinander folgende 9 Aktionen durchgeführt:

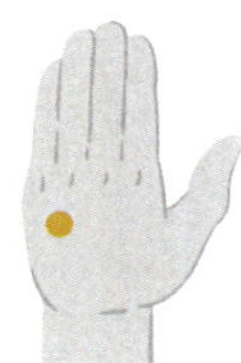

- Augen schließen
- Augen öffnen und geradeaus schauen
- Augen nach rechts unten richten, den Kopf dabei gerade halten
- Augen nach links unten richten
- Augen einmal im Kreis rollen
- Augen im Kreis in die andere Richtung rollen
- ein paar Töne summen, z. B. den Anfang von »Happy Birthday«
- laut von 1 bis 5 oder von 100 bis 90 rückwärts zählen
- nochmals ein paar Töne summen, danach tief atmen

DIE FINGERPUNKTE

Die Punkte, die im Basisprotokoll zum Klopfen genutzt werden, sind sämtlich Körperpunkte. In der ursprünglichen Klopfakupressur EFT gab es darüber hinaus auch Klopfpunkte an den Fingern.

Auch wenn häufig auf das Klopfen der Fingerpunkte verzichtet wird, bedeutet das nicht, dass sie unwirksam oder unnütz wären. Sie können direkt im Anschluss an die Körperpunkte geklopft werden, als Erweiterung einer Klopfrunde.

Es gibt jedoch auch Situationen, in denen es vielleicht nicht angebracht erscheint, die Körperpunkte in der Öffentlichkeit zu klopfen, etwa während einer Prüfung oder bei Flugangst im Flugzeug. In diesen Situationen können die Fingerpunkte die Körperpunkte ersetzen.

Alle Fingerpunkte befinden sich in der unteren Ecke der Nagelfalz, die zur Körpermitte zeigt. Der Ringfinger spielt hierbei eigentlich keine Rolle, der Einfachheit halber kann dieser jedoch mitgeklopft werden.

Ablauf

Die Vorgehensweise entspricht dem Basisprotokoll, wobei statt der dort beschriebenen Körperpunkte die oben genannten Fingerpunkte geklopft werden.

Wie im Basisprotokoll beginnt der Ablauf mit dem Klopfen des Handkantenpunktes **HK**. Der Einstimmungssatz wird dabei laut ausgesprochen oder auch gedacht, je nach Situation.

Statt der Körperpunkte werden nun die Fingerpunkte geklopft. Wenn die Anwendung unauffällig gestaltet werden soll, werden die Fingerpunkte mit der gleichen Hand geklopft, an der sich die Punkte befinden.

Dafür wird der Daumenpunkt **DA** mit dem Zeigefinger geklopft, alle weiteren Punkte **ZF** (Zeigefinger), **MF** (Mittelfinger), **RF** (Ringfinger) und **KF** (kleiner Finger) werden mit dem Daumen erreicht.

Auf diese Weise kann praktisch in jeder Lebenslage geklopft werden, etwa hinter dem Rücken, unter der Tischplatte, im Bett liegend unter der Decke oder sogar in der Hosentasche bei der Matheprüfung. Aber Achtung: Klopfen macht müde!

TECHNIKEN ZUR SPEZIFISCHEN BEARBEITUNG

Überblick

Das Basisprotokoll ist das »Hauptarbeitspferd« der Klopfakupressur. Darüber hinaus gibt es für jeden der vier Wahrnehmungsbereiche – wie im Kapitel »Themen einordnen und fokussieren« *(Seite 15)* genannt – spezielle Anwendungen dieses Protokolls. Spezifisches Erkennen und Bearbeiten ist der Schlüssel zum Erfolg.

Körperwahrnehmungen

Sie lassen sich direkt mit dem Basisprotokoll bearbeiten. Meistens geht es um Verspannungen und Schmerzen, aber auch um sehr spezielle Körpergefühle. Diese zeigen sich in Formulierungen wie: »Das schlägt mir auf den Magen.« oder »Das sitzt mir im Nacken.«
Bearbeitung einer Körperwahrnehmung (Seite 28) oder
Metaphorische Bearbeitung einer Körperwahrnehmung (Seite 30)

Kommen zunächst erfolgreich behandelte Körpergefühle immer wieder zurück, können sie organische Ursachen haben. In diesem Fall sollte auf jeden Fall ein Arzt konsultiert werden!

Emotionen

Emotionen wie zum Beispiel Angst, Panik, Traurigkeit, Verzweiflung, Hilflosigkeit, Mangel, Ausgeliefertsein, Hass, Scham, Schuld etc. können direkt mit dem Basisprotokoll geklopft werden.
Bearbeitung einer Emotion (Seite 32)

Bei starken Emotionen sind Techniken, die Distanz aufbauen, hilfreich.
Metaphorische Bearbeitung einer Emotion (Seite 34) und
Distanzierungstechniken (Seite 76)

Erinnerungen

Viele emotionale Belastungen gehen direkt auf das Erleben konkreter Situationen zurück. Das können Ereignisse aus der jüngsten Vergangenheit sein, aber auch Ereignisse oder Schlüsselszenen aus der Kindheit. Eine nachhaltige emotionale Entlastung derartiger Situationen hat sich mit folgender Technik als wirkungsvoll herausgestellt:
Erzähltechnik (Seite 35)

Bringt die Bearbeitung konkreter Situationen keinen nachhaltigen Erfolg, kann ein systemischer Hintergrund die Auflösung beeinträchtigen.
Systemisches Klopfen (Seite 54)

Glaubenssätze

Glaubenssätze, auch Überzeugungen, Einstellungen, Meinungen sind Lebensregeln. Sie entstehen aus der Verarbeitung und Bewertung früherer Erlebnisse oder sind von Bezugs- oder Autoritätspersonen übernommen. Sie bestimmen meist unbewusst das alltägliche Verhalten. Es gibt positive Glaubenssätze, die das Leben erleichtern, aber auch negative, die das Leben erschweren, so zum Beispiel: »Dafür bin ich nicht gut genug« oder »Ich darf keine Fehler machen«.
Arbeit mit Glaubenssätzen (Seite 40)

BEARBEITUNG EINER KÖRPERWAHRNEHMUNG

Auf der Körperebene können Symptome wahrgenommen werden, ohne dass hierfür Ursachen bekannt sein müssen. Ist abgeklärt, dass nichts Organisches vorliegt, kann die Klopfakupressur angewendet werden.

Oftmals sind diese Symptome direkt Ausdruck einer emotionalen Belastung. Das reicht von Verspannungen, Muskelschmerzen, einem steifen Nacken, Kopfschmerzen bis hin zu innerer Unruhe.

Diese Schmerzen oder Wahrnehmungen können direkt mit dem Basisprotokoll bearbeitet werden. Hierbei gibt es häufig einen angenehmen Nebeneffekt:

Wenn das Körpersymptom abgeschwächt worden ist oder es sich gar aufgelöst hat, kann sich ebenfalls eine dahinter liegende emotionale Belastung reduziert haben, auch wenn nicht explizit an das emotionale Thema gedacht worden ist.

Ablauf

- Der Einstieg erfolgt über eine möglichst spezifische Beschreibung der momentanen Wahrnehmung.
    - Lage: Wo genau sind die Beschwerden?
    - Spezifische Beschreibung: Wie genau fühlen sie sich an?
    - Intensität: Wie stark sind sie auf einer Skala von 0 bis 10?
- Diese Wahrnehmung wird mit Hilfe des Basisprotokolls geklopft.
- Im Verlauf des Klopfens verändert sich meist nicht nur die Intensität, sondern auch die Lage und Qualität des Schmerzes. Oft entsteht der Eindruck, dass der Schmerz »wandert«.
- Es gilt dann in der gleichen Weise die neue Wahrnehmung zu beschreiben und zu klopfen.

BEISPIEL KOPFSCHMERZEN

Thema fokussieren
Wo genau sind die Kopfschmerzen? – »An den Schläfen.«
Wie genau fühlen sich die Kopfschmerzen an? – »Starker Druck.«

Belastung messen
Wie hoch ist die Intensität jetzt? – »Eine 8.«

Einstimmungssatz (Handkantenpunkt klopfen)
»Auch wenn ich diesen starken Druck an den Schläfen habe und die Intensität jetzt bei 8 liegt, nehme ich mich so an, wie ich bin.«

Körperpunkte klopfen (Erinnerungssatz)
»Starker Druck an den Schläfen, starker Druck an den Schläfen, ...«

Veränderung messen
Was ist jetzt? – »Schläfen sind besser, jetzt spüre ich ein Ziehen im Nacken.« Das ist ein neuer Aspekt!

Weiterklopfen ab Punkt 2 mit dem neuen Aspekt

Veränderung testen

9-Gamut-Protokoll anwenden

METAPHORISCHE BEARBEITUNG EINER KÖRPERWAHRNEHMUNG

Das Wort »Metapher« entstammt dem Altgriechischen und bedeutet wörtlich »Übertragung«. Das Benutzen von Metaphern kann in der Arbeit mit der Klopfakupressur ein sehr effektives Tool sein, um eine starke Belastung indirekt und damit weniger belastend anzusprechen.

Bei der Bearbeitung richtet sich der Fokus direkt auf das beschreibende Bild, wobei das eigentliche Thema nicht genannt werden muss. Das Messen mit der SUD-Skala entfällt ebenfalls, da die spezifische Beschaffenheit der Metapher auch die Intensität darstellt.

Anstatt also die Wahrnehmung der Belastung spezifisch zu erforschen, wird nach der spezifischen Wahrnehmung der Metapher gefragt, um damit die Klopfrunden zu gestalten.

Was für ein Bild oder Objekt passt zu den gefühlten Symptomen? Um das Bild oder das Objekt spezifisch zu beschreiben, werden folgende Untereigenschaften erfragt:

- visuell: Wie sieht das Bild aus? Größe, Form, Farbe etc.
- auditiv: Gibt es Geräusche? Klang, Lautstärke etc.
- kinästhetisch: Wie fühlt sich das Material an? Oberfläche etc.
- olfaktorisch: Hat es einen Geruch?
- gustatorisch: Gibt es einen Geschmack?

Diese Untereigenschaften oder sogenannten Submodalitäten sind die spezifischen Aspekte der Metapher und sie werden mit dem Basisprotokoll bearbeitet.

Gelingt es nicht, die Schmerzen zu lindern oder aufzulösen, muss weiter geschaut werden, ob es noch andere Zusammenhänge oder Ursachen gibt, die dem entgegenstehen.

BEISPIEL RÜCKENSCHMERZEN

Metapher:
Messer

Ein möglicher Einstimmungssatz
Auch wenn es dieses 10 cm lange, scharfe Messer gibt, das zwischen meinen Lendenwirbeln steckt, nehme ich mich so an, wie ich bin.

Der Erinnerungssatz beim Klopfen der Punkte
Dieses 10 cm lange, scharfe Messer zwischen meinen Lendenwirbeln.

Überprüfung der Metapher / Testen
Hat sich das Bild verändert?
Wie sieht das Messer jetzt aus?
Ist es noch genauso lang und scharf?

Möglicherweise ist das Messer jetzt nur noch ein kleines Küchenmesser und auch nicht mehr so scharf.
In weiteren Klopfrunden wird dann dieses neue Bild in oben beschriebener Weise genutzt.

Lassen sich die Körpersymptome nicht oder nur sehr wenig reduzieren, ist eine ärztliche Abklärung ratsam!

BEARBEITUNG EINER EMOTION

Emotionen können direkt mit dem Basisprotokoll bearbeitet werden.

BEISPIEL PRÜFUNGSANGST

- **Thema fokussieren**

  »Meine Angst vor der Abschlussprüfung in Mathe am nächsten Montag.«
- **Belastung messen**

  Die Einwertung auf der SUD-Skala ergibt eine 9.
- **Einstimmungssatz (Handkantenpunkt klopfen)**

  »Auch wenn ich so eine große Angst vor der Matheprüfung am nächsten Montag habe, nehme ich mich so an, wie ich bin.«
- **Körperpunkte klopfen (Erinnerungssatz)**

  »Meine große Angst vor der Matheprüfung, meine große Angst vor der Matheprüfung, ...« (Satz bei jedem Punkt wiederholen)
- **Veränderung messen**

  Die Einwertung ergibt jetzt eine 7.
- **Neuerlicher Einstimmungssatz und Weiterklopfen**

  »Auch wenn ich immer noch Angst vor der Matheprüfung verspüre, nehme ich mich so an, wie ich bin.«

  Beim Klopfen der Punkte: »Meine Angst, meine Angst, ...«
- **Veränderung messen**

  Die Einwertung ergibt jetzt eine 5.

- **Neuerlicher Einstimmungssatz und Weiterklopfen**

  »Auch wenn ich noch eine Restangst vor der Matheprüfung verspüre, nehme ich mich so an, wie ich bin.« Beim Klopfen der Punkte: »Meine Restangst, meine Restangst, ...«

Weiteres Vorgehen

Lässt sich der Wert auf der SUD-Skala auch nach weiteren Klopfrunden nicht mehr reduzieren, wird ein Einstimmungssatz gesucht, der die Wahrnehmung des Themas klarer und treffender beschreibt. Möglicherweise haben sich neue Aspekte gezeigt.

Zum Beispiel: »Meine Angst vor der Matheprüfung wird bestimmt durch die Angst zu versagen.« In diesem Fall wird wieder mit der Einwertung begonnen. Wie groß ist die Angst zu versagen? Vielleicht eine 10? Der Einstimmungssatz hieße dann:

Auch wenn ich große Angst habe zu versagen, nehme ich mich so an, wie ich bin.

Dieser Satz wird nun mit dem vollständigen Basisprotokoll bearbeitet. Möglicherweise gibt es noch weitere Aspekte zu diesem Thema, die alle, einer nach dem anderen, mit dem Basisprotokoll bearbeitet und aufgelöst werden können.

Je genauer, das heißt je spezifischer alle Aspekte eines Themas bearbeitet werden, desto besser und nachhaltiger ist der Erfolg.

METAPHORISCHE BEARBEITUNG EINER EMOTION

Bei der Bearbeitung von Emotionen kann eine Metapher zu der sprichwörtlichen Zange werden, um heiße Eisen anzupacken!

In unserer Sprache gibt es viele metaphorische Ausdrücke zur Beschreibung von emotionalen Belastungszuständen. Oftmals handelt es sich dabei um Körpergefühle, die innere Bilder entstehen lassen wie zum Beispiel:

- Kloß im Hals (Traurigkeit)
- Stein im Magen (Druck)
- Pudding in den Knien (Angst)
- Mühlstein auf der Brust (Angst, Ausgeliefertsein)

Wie in der Bearbeitung einer Körperwahrnehmung unter Zuhilfenahme einer Metapher richtet sich der Fokus wieder direkt auf das beschreibende Bild.

BEISPIEL PRÜFUNGSANGST

Metapher:

»Die Angst vor der Prüfung liegt wie ein Mühlstein auf meiner Brust.«

Mögliche Fragen nach spezifischen Eigenschaften:

Wie sieht der Stein aus? »Hässlich.«

Wie schwer ist er, wie groß? »10 kg, 60 cm im Durchmesser.«

Welche Form hat er, welche Farbe? Welche Oberfläche? »Rund, grau, rau.«

Anstatt also die Wahrnehmung der Belastung spezifisch zu erforschen, wird nach der spezifischen Wahrnehmung der Metapher gefragt, um damit die Klopfrunden zu gestalten.

Während die Metapher »Stein« mit ihren spezifischen Eigenschaften fokussiert wird, wird mit dem Basisprotokoll die momentane Beschreibung des Steins geklopft.

Alle Veränderungen der Wahrnehmung des Steines werden in weiteren Klopfrunden berücksichtigt. Es wird so lange geklopft, bis sich seine Erscheinung so weit verändert hat, dass er keine Belastung mehr darstellt. Im besten Fall verschwindet der Stein vollständig.

Fokussiert man erneut das eigentliche Thema der Angst vor der Prüfung wird sich dieses der Metapher entsprechend ebenfalls verändert haben oder aber es sind neue Aspekte aufgetaucht, die bisher verdeckt waren.

BEARBEITUNG BELASTENDER ERINNERUNGEN MIT DER ERZÄHLTECHNIK

Genau genommen gibt es zwei Erzähltechniken.

Die erste ist ein freies Erzählen dessen, was bewegt, sozusagen von der Seele weg. Zur emotionalen Stabilisierung kann hierzu der Handkantenpunkt geklopft werden. Das ist oftmals ein hilfreicher Einstieg bei der Findung und Fokussierung eines Themas.

Die zweite und eigentliche Erzähltechnik heißt, ursprünglich von Gary Craig so genannt, die »Erzähl-die-Geschichte-Technik«. Mit ihr lassen sich zeitlich begrenzte Ereignisse aus der Vergangenheit bearbeiten.

Wenn die zu erwartende Belastung in dieser Geschichte zu intensiv ist und die Stressmomente zu heftig werden könnten, ist dies ein Zeichen dafür, dass die Bearbeitung nicht in der Selbstanwendung, sondern in sicherer Begleitung eines Coaches erfolgen sollte.

Außerdem kann die »Annäherung an das Ereignis« als eigenständiger Schritt vorgeschaltet werden. Damit dieser im Inhaltsverzeichnis auftaucht, bekommt er direkt anschließend ein eigenes Kapitel.

Es spielt bei dieser Erzähltechnik keine Rolle, ob es sich um die jüngste Vergangenheit oder die frühe Kindheit handelt. Einzige Voraussetzung ist, dass dieses Ereignis der Erinnerung zugänglich ist.

Ein wesentliches Merkmal dieser Erzähltechnik ist die genau steuerbare zeitliche Aufteilung des Ereignisses in Teilsituationen. Dies ermöglicht die spezifische Bearbeitung einzelner Aspekte und damit eine effiziente und nachhaltige Wirkung.

Hierfür wird das Ereignis als Film betrachtet, der im Kopf abläuft und dessen Ablauf erzählt wird. An sogenannten Stressmomenten, in denen beim Erzählen aufkommender Stress spürbar wird, wird der Film angehalten.

Die Bearbeitung dieser emotionalen Stressmomente selbst erfolgt mit dem bekannten Basisprotokoll.

Vorbereitung für den Ablauf

Um eine Fokussierung zu ermöglichen, werden folgende Merkmale des Films kurz bestimmt und notiert:

- Filmtitel
- Länge des Films (idealerweise ca. 2-3 Minuten Originalzeit)
- Anfangs- und Endsituation des Films
- Handlung und Charaktere
- Geschätzte Anzahl der emotionalen Stressmomente im Verlauf des Films (mindestens einer)

Erzählen der Geschichte

Die Geschichte wird am besten laut erzählt.

- Beginne an einem neutralen, emotional unbelasteten Zeitpunkt vor dem ersten Stressmoment.
- Erzähle die Geschichte, bis du zu spüren beginnst, dass ein Stressmoment bevorsteht.
- Stoppe den Film dort und bestimme die Intensität der Belastung, die du gerade beim Erzählen verspürt hast. (Es geht hier nicht um die Intensität, die du damals im Ereignis verspürt hast.)
- Bearbeite die aktuelle emotionale Belastung mit dem Basisprotokoll.
- Sobald die Belastung aufgelöst ist, erzähle die Geschichte weiter. Beginne, indem du den letzten Satz vor dem Stopp noch einmal erzählst.
- Sollte die Belastung des eben bearbeiteten Stressmomentes doch noch nicht ganz aufgelöst sein, mache so viele Klopfrunden, wie du benötigst.
- Kannst du nun diesen Moment der Geschichte ohne Belastung erzählen, verfahre weiter wie in Schritt 2 beschrieben.
- Wenn du die Belastung für alle Stressmomente aufgelöst hast und am vorher festgelegten Ende der Geschichte angelangt bist, erzähle die ganze Geschichte ein zweites Mal. Spüre dabei nach, ob noch eine Belastung vorhanden ist. Wenn ja, bearbeite auch diese wieder wie oben beschrieben.

Um den Erfolg der Bearbeitung zu testen, wird die Geschichte am nächsten Tag oder eine Woche später noch einmal erzählt. Vielleicht kommen neue Aspekte an die Oberfläche, die vorher noch nicht spürbar waren. Diese können wieder wie oben beschrieben bearbeitet werden.

ANNÄHERUNG AN DAS EREIGNIS

Im Gegensatz zu dem Postulat, spezifisch zu sein, kann hier mit einem sehr globalen oder allgemeinen Ansatz begonnen werden. Durch das vorsichtige Herantasten und die dadurch entstehende Distanzierung kann die emotionale Belastung in einem erträglichen Maß gehalten werden. Zeigt es sich, dass diese Vorbereitung benötigt wird, sollte dieses Thema besser nicht allein, also nicht in der Selbstanwendung bearbeitet werden.

Ablauf

- Bevor der Film gestartet wird, wird die Intensität erfragt: Wie hoch ist der Stresslevel, wenn nur von ferne an die Geschichte gedacht wird?
- Wenn die Intensität höher als 4 ist, werden einige Klopfrunden mit dem Basisprotokoll dazu durchgeführt. Zum Beispiel mit folgenden Einstimmungssätzen:

  Auch wenn es mich nervös macht, wenn ich die Geschichte gleich erzähle, ...

  Auch wenn ich Angst davor habe, was passieren könnte, wenn ich die Geschichte erzähle, ...

  Auch wenn ich diese ganze Angelegenheit überhaupt nicht mag, ...
- Es werden so viele Runden geklopft, bis die Intensität der Belastung auf 3 oder weniger sinkt.
- Danach können weitere Zwischenschritte, wenn nötig, eingebaut werden wie zum Beispiel:

  Auch wenn es mir Angst macht, wenn ich nur an den Titel der Geschichte denke, ...
- Ist die Belastung deutlich gesunken, kann mit dem Erzählen der Geschichte begonnen werden.

Wenn der Bedarf nach noch größerer Distanz besteht, wird der Belastungswert nur geraten und der Filmtitel sehr vage gewählt. Es wird somit nicht einmal aus der Ferne auf das Ereignis geschaut.

Ablauf

- Der Klient rät den Belastungswert einer schweren emotionalen Belastung.
- Der Klient sollte die Augen geöffnet halten. Geschlossene Augen sind ein Zeichen der Annäherung.
- Der Klient wählt einen sehr vagen oder globalen Titel für den Film. Zum Beispiel:

  Auch wenn es dieses Ereignis in meinem Leben gibt, ...
- Es werden Runden mit diesem Einstimmungssatz geklopft, bis der Belastungswert gesunken ist.
- Jetzt kann eventuell der aktuelle Titel des Films benannt werden und der Belastungswert wieder geraten werden.
- Es werden weitere Runden geklopft mit vagen Einstimmungssätzen.

  Auch wenn ich vermute, dass dieser Film mich sehr aufregen wird,..

  Auch wenn es mir nicht gefällt, dieses Ereignis anzuschauen, ..
- Wenn der Belastungswert auf 3 gesunken ist, schaut der Klient sich das Ereignis zum ersten Mal genauer an und schätzt ein, wie korrekt der geratene Wert war.
- Wenn dadurch der aktuelle Wert wieder über 3 ansteigt, werden weitere globale Runden geklopft, wie oben beschrieben, bis die aktuelle Intensität 3 oder weniger ist.
- Jetzt kann das Ereignis mit der Erzähltechnik bearbeitet werden.

ARBEIT MIT GLAUBENSSÄTZEN

Glaubenssätze sind tief verankerte Überzeugungen, denen wir einen Wahrheitscharakter zuschreiben. Sie sind subjektiv und geben dem Leben und der Welt Struktur, Bedeutung und Sinn, was für die Orientierung in unserer Welt unverzichtbar ist.

Der Wunsch nach psychischer Stabilität bewirkt, dass wir dazu neigen, vorhandene Glaubenssätze zu bestätigen. Wir nehmen also das wahr, was zu unseren Glaubenssätzen passt. Das, was nicht passt, wird übersehen. Man könnte von einer selektiven Wahrnehmung sprechen. Somit haben Glaubenssätze einen starken Einfluss auf die Wahrnehmung der Realität.

Das bedeutet, dass Glaubenssätze einerseits Halt geben, auf der anderen Seite jedoch auch einschränkend wirken können.

Die Entscheidung über den Grad der Einschränkung ist dabei immer subjektiv. Ein einschränkender Glaubenssatz oder eine einschränkende Überzeugung behindern jedoch die Wahlfreiheit im Denken, Handeln und Fühlen. Vom Wortlaut her betrachtet ist der Wahrheitsgehalt solcher Glaubenssätze bei 100%, da sie keine Ausnahmen und damit auch keine Unterscheidung zulassen.

Einschränkung beim Denken

»Auf eine Leiter zu steigen ist **immer** gefährlich.«

Hier handelt es sich um einen Glaubenssatz, der keine Unterscheidung zulässt. Das trifft darüber hinaus auf Adverbien wie nie, alle, man, keiner, überall und nirgends zu.

Einschränkung beim Handeln

»Auf eine Leiter zu steigen ist gefährlich!«

Diese Aussage wird durch Statistiken über die Häufigkeit von Unfällen im Haushalt bestätigt.

Der Grad der Einschränkung wird von der jeweiligen subjektiven Haltung geprägt. Die Bandbreite reicht dann vom vorsichtigen Hinaufsteigen bis zur völligen Verweigerung.

Einschränkung beim Fühlen

»Jungen weinen nicht!« oder »Ein Indianer kennt keinen Schmerz.«

Ein Gefühl oder ein Schmerz darf nicht gefühlt werden, da dieses nicht einer vorgegebenen Norm entspricht.

Entstehung der Glaubenssätze aufspüren

Glaubenssätze haben eine Geschichte und entstehen in einem Kontext. Die meisten werden in der frühen Kindheit angelegt durch

- Übernehmen der Werte und Normen der Eltern, des Familiensystems oder weiterer Systeme wie z. B. der Schule,
- Lernerfahrungen im Sinne einer »wenn-dann-Erfahrung«.
  Zum Beispiel: Wenn ich den Teller nicht leer esse (Norm der Eltern), dann bin ich böse und Mama liebt mich nicht mehr. Möglicher verinnerlichter Glaubenssatz: »Ich bin nicht liebenswert«.
  »Liebenswert zu sein« ist also in der Wahrnehmung des Kindes nicht bedingungslos, sondern davon abhängig, ob es der Norm der Eltern entspricht. Da das nicht immer gelingen kann, wird sich nach einiger Zeit, in der es häufig zu derartigen Erfahrungen gekommen ist, dieser oder ein ähnlicher Glaubenssatz herausbilden.

Glaubenssätze bearbeiten

Es gibt mehrere Möglichkeiten Glaubenssätze zu bearbeiten. Sie können direkt angegangen werden oder man nähert sich ihnen in ihrem Kontext.

Das kann der Entstehungsrahmen oder die momentan aktuelle Befindlichkeit mit diesem Satz sein. Die Zuordnung der Wahrnehmung in die Bereiche Körperwahrnehmung, Emotion und mentaler Bereich ist hier wieder hilfreich.

Direkte Bearbeitung eines Glaubenssatzes

Die Ausgangsfrage für die Bearbeitung ist die Frage nach dem Wahrheitsgehalt gemessen in Prozent (%).

Ablauf:

- Formulierung des Glaubenssatzes: »Ich bin nicht liebenswert.«
- Frage: Wie wahr ist dieser Satz in diesem Moment?
- Die Einwertung erfolgt nicht mit Hilfe der SUD Skala, sondern in Prozent von 0 (nicht wahr) bis 100 (vollständig wahr).
- Einstimmungssatz: **Auch wenn ich diese Überzeugung »Ich bin nicht liebenswert« zu 95 % glaube, nehme ich mich so an, wie ich bin.**
- Klopfen des Glaubenssatzes: »Ich bin nicht liebenswert.«
- Überprüfen: Wie wahr ist dieser Satz jetzt in diesem Moment?
- Klopfen weiterer Runden, bis eine deutliche Reduzierung oder Auflösung erreicht ist.

Wenn die Bearbeitung stockt, sind Fragen, die einen Perspektivwechsel und damit oftmals eine Aufweichung herbeiführen, hilfreich:

- Was würde jemand anderes, den du sehr schätzt, dazu sagen?
- Ist das immer so?

Danach können weitere Klopfrunden angeschlossen werden.

Bearbeitung über den Entstehungsrahmen

Erinnerungen erkunden

Negative Erlebnisse, die zu einem Glaubenssatz geführt haben, werden mit folgenden Fragen aufgespürt:

- Woher kennst du das?
- Woran erinnert dich das?
- Hast du das schon einmal erlebt?

Diese Ereignisse werden mit einer Technik zur Bearbeitung belastender Erinnerungen geklopft, z. B. der Erzähltechnik. *(Seite 35)*

Wenn der Belastungswert des negativ erlebten Ereignisses oder vieler ähnlicher Ereignisse gesunken ist, wird der Wahrheitsgehalt des Glaubenssatzes getestet. Möglicherweise ist er dann auch schon gesunken.

Bearbeitung über die momentane Befindlichkeit

Körpergefühle erkennen

- Was spürst du im Körper und wo genau, wenn du diesen Satz sagst oder denkst?
- Wie zeigt sich das im Körper?

Die Körpergefühle werden, wie auf *Seite 28* beschrieben, mit dem Basisprotokoll bearbeitet. Auch durch diese Bearbeitung kann der Wahrheitsgehalt des Satzes sinken.

Emotionen erkunden

- Was empfindest du, wenn du an diesen Satz denkst?
- Was macht das mit dir?
- Wie geht es dir damit?
- Was fühlst du dazu?
- Woran erkennst du das Gefühl?

Die aufkommenden Emotionen werden mit dem Basisprotokoll geklopft. *(Seite 22)*

Die Bearbeitung ist abgeschlossen, wenn keine Reduktion des Wahrheitsgehalts mehr erreicht werden kann.

Übrig gebliebene Prozentwerte werden eine Funktion haben, die es aufzuspüren lohnt. Wofür sind die restlichen Prozent jetzt noch wichtig?

In dem Beispiel mit der Leiter könnten sie eine Schutzfunktion haben, damit die Person nicht übermütig wird. Das Besteigen einer Leiter wird trotzdem sicherlich einfacher sein.

An dieser Stelle zeigt sich gut, wie eng die vier Wahrnehmungsbereiche miteinander verbunden sind.

Die oben genannten Fragen in den Abschnitten »Erinnerungen erkunden«, »Körpergefühle erkennen«, »Emotionen erkunden« eignen sich auch für einen Wechsel von einem in einen anderen Wahrnehmungsbereich, um weitere Aspekte eines Themas aufzuspüren.

Körperwahrnehmung	**Emotionen**
Was genau fühle ich?	Wie fühle ich mich?

Was nehme ich wahr?

Mentaler Bereich	
Erinnerung	**Glaubenssatz**
Woran erinnert mich das?	Was habe ich daraus gelernt?

VERÄNDERUNG DURCH AUFLÖSUNG

Das Ziel der Bearbeitung einer Belastung ist, dass der gerade bearbeitete Aspekt durch das Klopfen aufgelöst wird und man fortan symptomfrei ist.

Manchmal bleibt es jedoch nicht bei den Veränderungen, die man angestrebt hat. Gelingt es innerhalb eines Wahrnehmungsbereichs einen Aspekt erfolgreich zu klopfen, kann es passieren, dass ein neuer Aspekt (eventuell auch aus einem anderen Wahrnehmungsbereich) spürbar wird. Das bedeutet nicht, dass dieser neue Aspekt »eingeklopft«, sondern dass er freigelegt wurde. Er wurde vorher durch den ersten Aspekt überdeckt und konnte daher nicht wahrgenommen werden.

Nach der Auflösung des ersten Aspektes wird nun der vermeintlich neue Aspekt sichtbar und spürbar. Damit ist er einer Bearbeitung zugänglich.

Nicht nur Aspekte können sich überdecken, dies kann auch bei ganzen Themen der Fall sein.

Wurde ein Thema erfolgreich aufgelöst, kann es passieren, dass ein »komplett neues« Thema aufkommt, das heißt durch die erfolgreiche Vorarbeit wurde es freigelegt. Die ehemalige Belastung war so stark, dass die etwas geringere eines anderen Themas bisher nicht spürbar war, wie im Beispiel »Kopfschmerzen« im nächsten Kapitel. Um einen höheren Grad emotionaler Freiheit zu erreichen, kann jetzt das neue Thema angegangen werden.

Das Bild einer Zwiebel, die Schicht für Schicht entblättert wird, wird gerne als Metapher für diesen Prozess genutzt.

Es kann auch sein, dass eine ehemals als stark empfundene Belastung plötzlich als unbedeutend wahrgenommen wird. Dies zeigt sich an Sätzen wie: »So schlimm war es nun ja auch wieder nicht!« Die Bearbeitung war dann höchstwahrscheinlich erfolgreich.

ANWENDUNG IN DER PRAXIS

Die bisherige Beschreibung der Techniken hat zum Ziel, eine möglichst einfache und klare Art der Anwendung aufzuzeigen. In der Praxis kann diese Art ein wenig trocken oder gar langweilig wirken. Insbesondere gilt dies für das Klopfen der Körperpunkte mit dem gleichzeitigen Aussprechen der Belastung. So wird in den bisher gezeigten Beispielen die Belastung beim Klopfen der Punkte ständig wiederholt:

»Starker Druck auf den Schläfen, starker Druck auf den Schläfen« *(Seite 29)* oder »Meine große Angst vor der Matheprüfung, meine große Angst vor der Matheprüfung«. *(Seite 32)* In der Praxis kann diese Fokussierung differenzierter ausfallen, ohne dass die Intensität geringer wird. Meistens gibt es eine Reihe zusätzlicher Beschreibungen der Belastung, die in der Regel im therapeutischen Gespräch, das der Klopfanwendung vorausgeht, genannt werden. Die »große Angst« kann einengend, blockierend oder immens sein. Die Kunst ist, diese Beschreibungen sinnvoll in den Prozess mit einzubauen. So sind Kopfschmerzen vielleicht nicht einfach nur da, sondern sie sind zum Beispiel auch quälend, zermürbend, ausbremsend oder einfach nicht auszuhalten. Möglicherweise sind weitere Spuren darin verborgen, die weiterführen können.

So treten die Kopfschmerzen vielleicht immer dann auf, wenn man mit dem Chef oder der Schwiegermutter gesprochen hat. Die Abneigung gegen diese Personen oder auch eigene Minderwertigkeitsgefühle könnten dann eine Rolle spielen. Werden diese Aspekte in die Fokussierung mit aufgenommen, so eröffnet sich möglicherweise ein ganzer Belastungskomplex. Stellen sich einzelne Aspekte als besondere Belastungsträger heraus, so können diese dann in weiteren Klopfdurchgängen benannt und bearbeitet werden.

BEISPIEL KOPFSCHMERZEN

Einstimmungssatz

»Auch wenn ich diese Kopfschmerzen habe, nehme ich mich so an, wie ich bin.«

Beim Klopfen der Körperpunkte

»Diese Kopfschmerzen, die mich so quälen, vollkommen ausbremsen, aus der Spur werfen, die einfach nicht auszuhalten sind, die ich immer bekomme, wenn ich mit meinem Chef gesprochen habe. Diese ärgerlichen Kopfschmerzen, ich weiß ja immer schon vorher, dass das dann so kommt, diese zermürbenden Kopfschmerzen!«

Veränderung messen und neu einschätzen

Haben sich die Kopfschmerzen verringert? Fühlt es sich stimmig an, in noch einer Runde die Kopfschmerzen zu bearbeiten oder stellt es sich heraus, dass jetzt das Gefühl mangelnder Anerkennung oder eigener Minderwertigkeit im Vordergrund steht?

Weiteres Vorgehen

Die Kopfschmerzen werden entweder in oben beschriebener Weise weitergeklopft oder der neue Aspekt bzw. das neue Thema, das jetzt im Vordergrund steht, wird bearbeitet. In letzterem Fall wäre das die mangelnde Anerkennung oder die eigenen Gefühle der Minderwertigkeit. Möglicherweise zeigt sich auch ein Glaubenssatz wie zum Beispiel: »Ich kann das nicht!«

KERNTHEMEN

Ein Kernthema ist ein tief liegendes Thema, das häufig aus der Kombination eines Glaubenssatzes, einer Emotion und mehrerer belastender Erinnerungen besteht. Auch wenn dieses »Päckchen« nicht immer bewusst ist, beeinflusst es doch die Wahrnehmung in vielen Bereichen des Lebens. Der Glaubenssatz fungiert dabei häufig wie eine Brille, die die Wahrnehmung beeinflusst.

Gary Craig hat zur Veranschaulichung ein Bild geprägt: Das Kernthema wird als »Tischplatte« aufgefasst, die durch das Erleben einzelner Situationen, den »Tischbeinen«, gestützt wird.

Im nachfolgenden Beispiel entsteht der Glaubenssatz »Ich bin nicht gut genug« aus vielen kleinen Einzelereignissen, die negativ bewertet werden und damit das dazugehörige **Gefühl der Wertlosigkeit** transportieren und stützen.

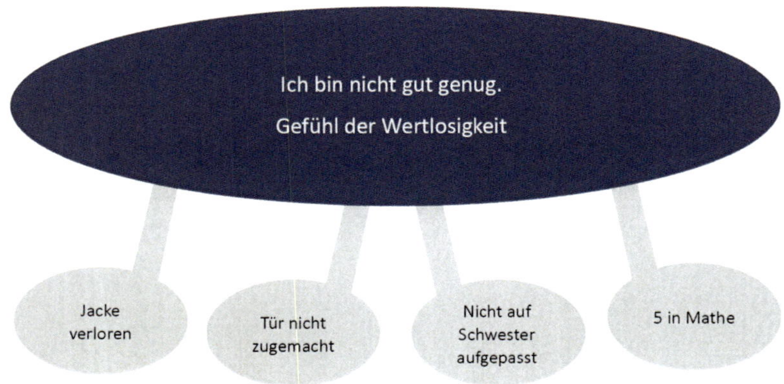

Klassische Bearbeitung und Generalisierungseffekt

Die klassische Vorgehensweise, ein solches Kernthema zu bearbeiten, ist das Auflösen der Belastungen, die in den erinnerten Situationen gespeichert sind. Hierzu bietet sich die Erzähltechnik an. *(Seite 35)*

Erfahrungsgemäß müssen jedoch nicht alle Situationen bearbeitet werden, um das Kernthema aufzulösen. Wenn die stärksten und wichtigsten »Tischbeine« entfernt worden sind, kann der »Tisch« bereits zusammenbrechen. Wenn es z. B. 30 derartige Erinnerungen gibt, reicht es möglicherweise aus, die fünf oder sechs mit der höchsten Belastung zu bearbeiten, um diesen Glaubenssatz aufzulösen.

Logischerweise bedürfen die verbleibenden Erinnerungen (»Beine«) dann keiner Bearbeitung mehr. Gary Craig nennt dies den »Generalisierungseffekt«.

Eine weitere Vorgehensweise wäre die direkte Bearbeitung des Glaubenssatzes über die Emotion, die dieser auslöst, in diesem Fall das Gefühl der Wertlosigkeit.

Diese Emotion wird in allen Situationen und Ereignissen, die diesen Glaubenssatz haben entstehen und wachsen lassen, gleich oder ähnlich sein. Kann diese Emotion gelöst werden, so kann sich auch der Glaubenssatz auflösen. Dies ist ebenfalls eine Art »Generalisierungseffekt«.

Komplexe Struktur von Kernthemen

Die Komplexität kann sich im Laufe der Zeit vergrößern.

Mit der inneren Einstellung »Ich bin nicht gut genug« als bedeutungsgebende Wahrnehmung (Brille) werden im Laufe des Lebens weitere Ereignisse so erlebt, dass sie den bestehenden Glaubenssatz immer wieder festigen und oftmals neue oder andere Erfahrungen nicht zulassen.

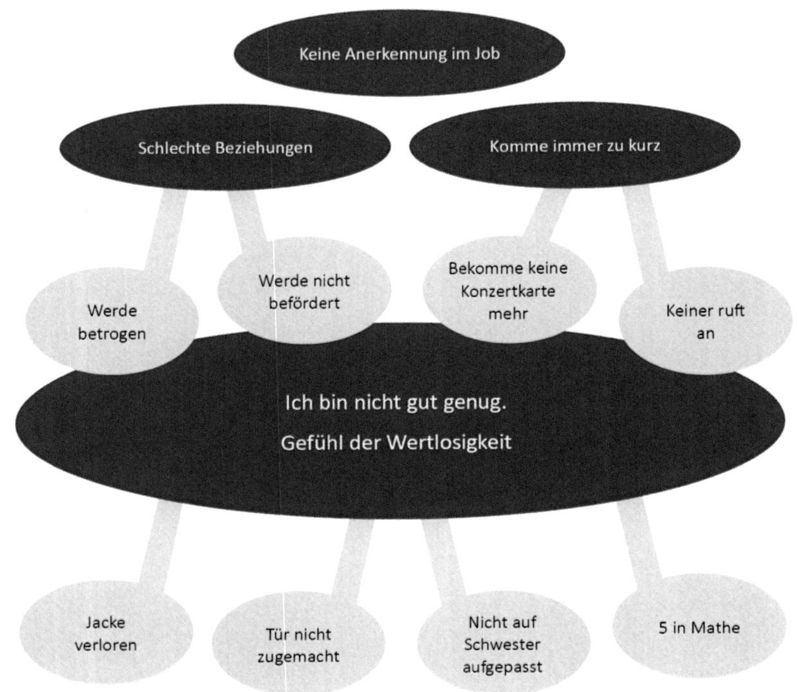

Alle Lebensthemen oder Glaubenssätze — die **»Tischplatten«** — im folgenden Beispiel sind eingefärbt mit dem **Gefühl der Wertlosigkeit.** Wenn bei der Bearbeitung der Einzelsituationen oder der Emotion kein zufriedenstellendes Ergebnis erreicht werden kann, mag es systemische Gründe geben.

Das Kernthema der Basistischplatte ist häufig ein Thema aus dem Familiensystem. In der Systemischen Klopfakupressur werden daher neben Themen und Aspekten auch beteiligte Personen und mit diesen verbindende belastende Emotionen mit einbezogen.

Wenn – wie im folgenden Schaubild zu sehen – die Eltern und weitere Vorfahren schon mit dem Gefühl der Wertlosigkeit ihr Leben leben, so werden die Ereignisse, die in der nächsten Generation zu dem Glaubenssatz »Ich bin nicht gut genug« führen, schon mit dem **Gefühl der Wertlosigkeit** aufgeladen sein. Die Belastung ist somit generationsübergreifend.

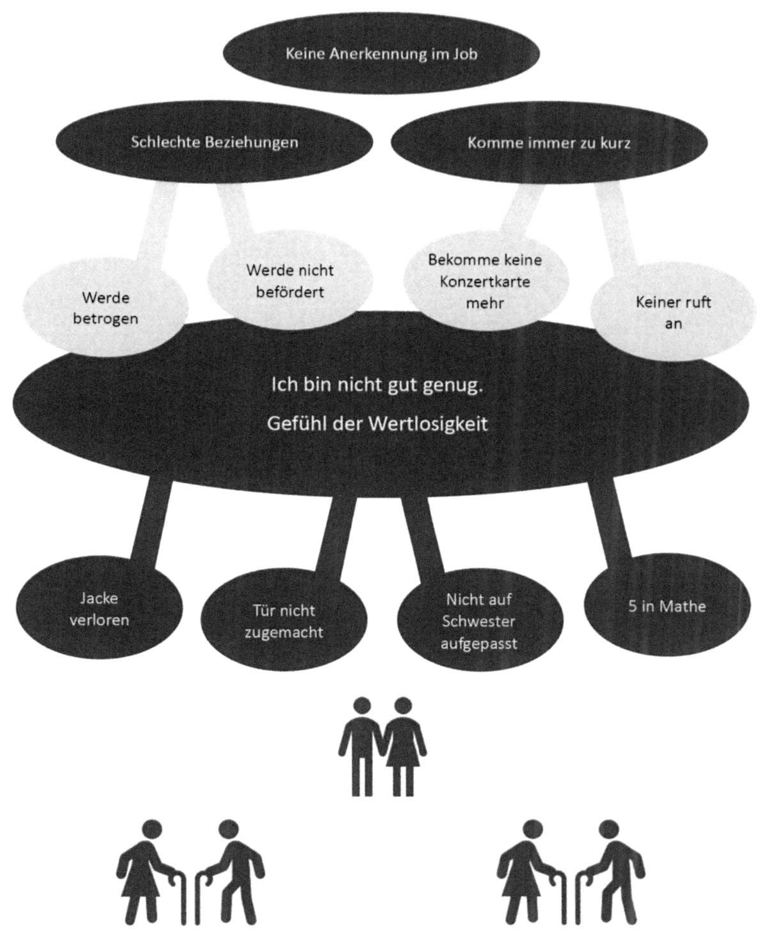

Andersherum ausgedrückt: Wenn die Vorfahren dieses Minderwertigkeitsgefühl nicht haben und somit auch nicht ausstrahlen, so werden so simple Ereignisse, wie eine 5 in Mathe, wahrscheinlich gar nicht als besonders dramatisch wahrgenommen. Sie werden vergessen, ohne jemals ein Baustein oder – um im Bild zu bleiben – ein »Tischbein« für einen negativen Glaubenssatz werden zu können.

Das Verständnis dieser Zusammenhänge hat zur Entwicklung der Systemischen Klopfakupressur geführt.

Erweiterung des Basisprotokolls

Wie in dem letzten Schaubild zu sehen ist, steht ein Kernthema häufig in einem größeren Zusammenhang. Es handelt sich um ein Thema, das schon im Familiensystem der Ursprungsfamilie oder sogar durch mehrere Generationen hindurch angelegt ist.

Da die Entwicklung der kindlichen Psyche im stetigen Austausch und Wechselspiel mit der psychischen Grundstimmung enger Bezugspersonen stattfindet, wird diese spezielle emotionale Gestimmtheit der Bezugspersonen in die kindliche Psyche mit aufgenommen. Die Verbundenheit mit den Bezugspersonen definiert sich nicht selten über eben diese Gestimmtheit.

Die Wahrnehmung emotionaler Atmosphären geschieht sinnlich durch das Hören emotionaler Zwischentöne, durch das Sehen von Mimik und Gestik sowie durch das Riechen chemischer Botenstoffe. Der Körper fühlt die Atmosphäre und nimmt Schwingungen wahr. Man könnte auch sagen, die emotionale Atmosphäre in einem System färbt und prägt alle beteiligten Personen über die Generationen hinweg und kann somit zu generationsübergreifenden Belastungen führen.

Eine mögliche Schuldfrage bei den Beteiligten stellt sich unter diesem Blickwinkel nicht.

Generationsübergreifende Belastungen sind demnach Emotionen, die mehrere Personen eines Systems betreffen und die gleichzeitig an ein Gefühl von Verbundenheit gekoppelt sind.

Das standardmäßige Basisprotokoll der Klopfakupressur berücksichtigt dieses Phänomen hingegen weniger, da es innersystemisch, also auf die jeweilige Person, ausgerichtet ist.

Darüberhinaus entsteht ein weiteres Problem. Wird mit dem Basisprotokoll der Klopfakupressur an einer emotionalen Belastung gearbeitet, die solch eine verbindende Emotion darstellt, kann das Gefühl aufkommen, dass durch eine Auflösung dieser Belastung auch die

Verbundenheit mit aufgelöst wird. Denn Belastung und Verbundenheit haben bisher immer zusammengehört.

Der Prozess wird möglicherweise stocken, um die Verbundenheit nicht zu gefährden. Es entsteht somit ein systemischer Einwand gegen die Auflösung, damit die Verbundenheit innerhalb eines Systems geschützt bleibt. Das System ist in der Regel zuerst einmal das Familiensystem. Im Verlauf der Entwicklung vergrößert sich der Radius der Bindungen von der engen Bezugsperson und der Familie hin zu Norm gebenden Gruppen, wie zum Beispiel Schule, Clique, KollegInnen. Die innere Befindlichkeit wird demzufolge in einen immer größer werdenden äußeren systemischen Rahmen gestellt. Näheres dazu im Kapitel *Systemische Ebenen. (Seite 58)*

Das Systemische Klopfen hat zum Ziel, die Belastung bei allen beteiligten Personen zu senken oder zu lösen und gleichzeitig die Verbundenheit zu erhalten. Diese muss dabei nicht unbedingt unter positiven Vorzeichen stehen. Auch eine negative Verbundenheit im Sinne eines ständigen Kampfes oder Vorwurfs ist eine Verbundenheit und kann ein energetisch hoch aufgeladener »systemischer Klebstoff« sein.

Um dem oben beschriebenen Einwand zu begegnen, werden die Personen des Systems, die über ein Thema miteinander verbunden sind, eingeladen dabei zu sein, mitzumachen und zu unterstützen.

Es geht nicht um eine heraufbeschworene Anwesenheit dieser Menschen. Vielmehr geht es um eine Arbeit mit den eigenen inneren Bildern von diesen, die oftmals von emotionalen Erinnerungen geprägt sind und maßgeblich die eigene emotionale Gestimmtheit beeinflussen.

Der Ablauf des Basisprotokolls ist im Wesentlichen der gleiche, wobei die Ich-bezogenen Formulierungen durch **Wir-Formulierungen** ersetzt werden. Die Veränderungen sind farblich hervorgehoben.

Ablauf

Thema fokussieren

Benenne das belastende Thema so genau wie möglich mit wenigen Worten.

Lade alle Personen aus deiner Herkunftsfamilie, die auch zu diesem Thema dazugehören, ein, jetzt und hier dabei zu sein. Platziere sie gedanklich im Raum. Vielleicht zeigen sich innere Bilder von ihnen.

Belastung messen

Miss die Belastung, die das Thema jetzt, wenn du daran denkst, in dir auslöst auf einer Skala von 0 (keine Belastung) bis 10 (maximale Belastung).

Einstimmungssatz definieren und Handkantenpunkt klopfen

Formuliere nun deinen Einstimmungssatz, wie zum Beispiel:

Auch wenn wir alle mit ... (Beschreibung des Themas) zu tun haben, nehme ich mich so an, wie ich bin und nehme auch euch so an, wie ihr seid.

Wenn die Annahme der anderen erst einmal schwierig oder sogar unmöglich ist, müssen stimmigere Formulierungen gesucht werden.

Zum Beispiel: **..., weiß ich, dass ihr es auch schwer damit hattet oder nicht anders konntet oder durftet. Lasst uns gemeinsam diese alte Belastung XY auflösen, und unsere Verbundenheit bleibt bestehen.**

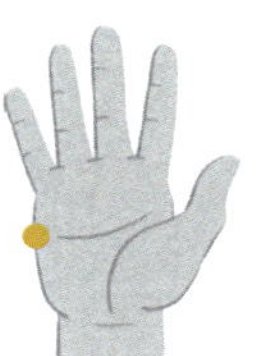

Wenn die Verbundenheit sich bisher nicht gut angefühlt hat, wähle eine passendere Formulierung wie zum Beispiel: **Lasst uns gemeinsam diese alte Belastung auflösen, und unsere Verbundenheit kann auf ganz neue Weise spürbar werden** oder **unsere Verbundenheit kann heilen.**

Klopfe gleichzeitig den Handkantenpunkt **HK** mit allen Fingern der anderen Hand 2- bis 3-mal pro Sekunde.

Klopfen der Körperpunkte

Klopfe nun nacheinander jeden der acht Körperpunkte ca. 8- bis 10-mal mit zwei oder drei Fingern. Mache bei jedem Punkt Aussagen wie diese:

Unsere gemeinsame Belastung XY..., wir haben alle darunter gelitten, jeder auf seine Weise. Lasst sie uns gemeinsam beenden.

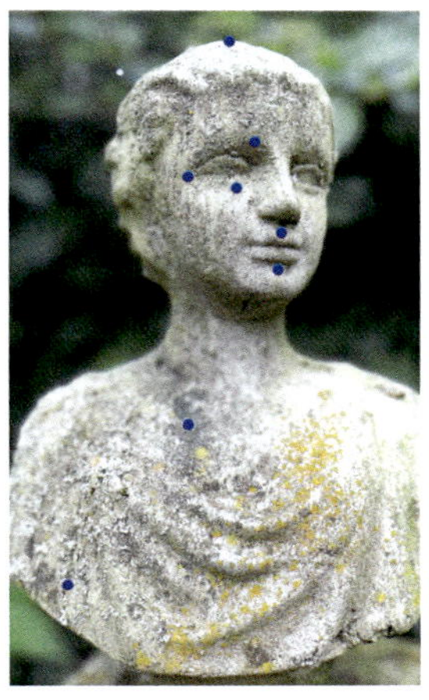

AK auf dem Kopf

AB Anfang der Augenbraue
SA seitlich vom Auge
UA unter dem Auge
UN unter der Nase
UL unter der Unterlippe

SB unter dem Schlüsselbein
BK seitlich des Brustkorbs, etwa 10 cm unterhalb der Achsel

Atme nach Beendigung der Klopfrunde einmal tief ein und aus und trinke etwas Wasser.

Veränderung messen

Fokussiere dich wieder auf **dein/euer** Thema. Spürst du die Belastung noch in der gleichen Intensität wie vorher oder gibt es eine Veränderung? Was nimmst du jetzt wahr? **Tauchen weitere Personen auf? Wenn das so ist, dann lade auch diese Personen mit ein und erweitere den systemischen Rahmen.**

Ist der Wert gesunken, aber noch nicht auf 0, dann klopfe weitere Runden. Der Einstimmungssatz kann nun abgewandelt werden, wie zum Beispiel:

Auch wenn ich noch eine restliche Belastung durch unser Thema spüre, nehme ich uns alle so an, wie wir sind. Ich klopfe nicht nur für mich, sondern für uns alle. Ich klopfe für euch, die ihr auch gerne ohne diese Belastung gelebt hättet, es aber nicht konntet oder durftet.

Lasst uns gemeinsam diese alte Belastung XY auflösen, und unsere Verbundenheit bleibt bestehen oder **kann auf ganz neue Weise spürbar werden, auf einer Ebene der Liebe und Würde und in Freiheit.**

Beim Klopfen der Punkte:

Unsere restliche Belastung XY..., sie ist eine alte Information aus der Vergangenheit, lasst sie uns beenden.

Weiteres Vorgehen

Mache so viele Klopfrunden, bis die Belastungsintensität deutlich gesunken ist, idealerweise bis auf 0. Lässt sich der Wert nicht weiter reduzieren, finde einen Einstimmungssatz, der deine veränderte Wahrnehmung des Themas nun klarer und treffender beschreibt. Möglicherweise haben sich neue, bisher nicht genannte Aspekte des Themas gezeigt.

Stelle dir nach jeder Klopfrunde die Frage, wer gehört noch dazu? Erweitere den systemischen Rahmen so lange, bis dir niemand mehr einfällt. Klopfe immer wieder Runden in der oben beschriebenen Weise und schau, welche inneren Bilder sich dir zeigen. Wenn sich die Belastung auflöst, entsteht meist ein Gefühl inneren Friedens mit sich selbst und den anderen.

Der Test findet im realen Leben statt. Wie geht es dir in deinen Beziehungen?

Veränderung verankern

Nutze zum Abschluss einer Sitzung das 9-Gamut-Protokoll. *(Seite 24)*

Beispiel

Das folgende Beispiel zeigt, wie kreativ mit den vorgegebenen Standardsätzen umgegangen werden kann. Hier der ausführlich gestaltete Einstimmungssatz einer Klientin zum Kernthema »Mit mir ist etwas falsch.«

Auch wenn wir alle dieses riesengroße Thema »Mit mir ist etwas falsch« haben, bin ich ok und nehme mich so an, wie ich bin, und ihr seid ok und ich nehme euch so an, wie ihr seid.

Ich lade euch alle ein, mit mir zu klopfen um dieses Thema endgültig aufzulösen, und unsere Verbundenheit bleibt bestehen und kann auf liebevolle Weise spürbar werden.

Wir erinnern uns daran, wer wir wirklich sind, und die göttliche Ordnung hat sowieso immer bestanden.

An dieser Stelle möchte ich noch einmal betonen, dass es darum geht, Belastungen gemeinsam aufzulösen und zu beenden, um gemeinsam in einen Frieden zu kommen. Dies ist ein entscheidender Unterschied zu anderen Therapieansätzen, bei denen Belastungen, die als nicht eigene erkannt werden, an Personen des Systems zurückgegeben werden.

SYSTEMISCHE EBENEN

Zum besseren Verständnis des im vorherigen Kapitel genannten systemischen Rahmens und der sich daraus ergebenden systemischen Ebenen soll die folgende Tabelle dienen. Diese Darstellung erhebt keinen Anspruch auf Vollständigkeit, kann aber die Idee des systemischen Rahmens und dessen Erweiterung verdeutlichen. Die Spalten, von links nach rechts gelesen, zeigen diese Erweiterung von der »eigenen Existenz« bis global gedacht zur gesamten »Menschheit«.

	Existenz	Selbst	Bezugsperson	Familie	Wertegemeinschaft	Menschheit
Rahmen	Fötus im Mutterleib Neugeborenes	Ich	Beziehung Ich / Du	Generationen Sippe Ich / Wir	Gesellschaft Kultur Ich / Wir / Andere	Menschheit Wir alle
Grundlage	Bedingungsloses Sein	Identität Charakter	Ungeschriebene Regeln	Ungeschriebene Regeln Normen	Normen Regeln Dogmen Gesetze Ideale	Ideale Bedingungslose Liebe
Hauptthemen	Gefühl von Eins-sein mit der Welt	Autonomie	Autonomie Verbundenheit	Autonomie Verbundenheit Loyalität	Integration Abgrenzung	Liebe und Würde in Verbundenheit und Freiheit Spiritualität
	Innersystemisch		**Systemisch**			

Bei der Bearbeitung und Lösung von Belastungen empfiehlt es sich, bei der niedrigsten zugänglichen Ebene, die sich zeigt, zu beginnen. Meistens ist das die Ebene des »Selbst«. Wie bereits gezeigt, ist hier die klassische Klopfakupressur verortet.

Die innersystemische Erweiterung auf dieser Ebene besteht darin, mit Bildern des eigenen jüngeren Ichs zu arbeiten oder weitere Persönlichkeitsanteile einzuladen. Mit diesen Bildern, die sich dann zeigen, kann in gleicher Weise wie oben beschrieben systemisch geklopft werden.

Eine schöne Variante, sich dem Bild des jüngeren Ichs zuzuwenden, ist die Vorstellung, die Punkte bei einem möglicherweise kleinen und traurigen Kind zu klopfen, das man auf den Schoß genommen hat, während man real die eigenen Punkte klopft.

Eine weitere Möglichkeit mit diesem Bild zu arbeiten, ist die Vorstellung, dass das Kind bei sich selbst klopft. Welche Variante man wählt, hängt sicherlich vom Alter des Kindes ab, das sich zeigt, und davon, was sich gerade gut anfühlt.

Die Arbeit mit Persönlichkeitsanteilen gestaltet sich ähnlich. Vielleicht zeigen sich diese bildhaft wie zum Beispiel als strenger Kritiker, Antreiberin, Richterin oder innerer Sorgenmacher etc. Diese Persönlichkeitsanteile werden direkt zum Mitklopfen eingeladen.

Die Ebene der »Existenz« kann auch bedeutsam sein. In der Anwendung kann man sich selbst als Fötus oder Neugeborenes mit einbeziehen und damit diese Ebene beim Klopfen mit erfassen.

Die weiteren Ebenen sind das eigentliche Feld der Systemischen Klopfakupressur.

EINWÄNDE

Auch wenn die bisher beschriebenen Techniken präzise und intensiv angewendet werden, kann es sein, dass der erwünschte Erfolg sich nicht einstellt. Der Auflösung steht irgendetwas entgegen. Und es gibt gute Gründe, warum das so ist. Es handelt sich um sogenannte »Einwände«, die die Bearbeitung und Auflösung einer Belastung verhindern.

Einwände entstehen im Grunde immer dann, wenn die Auflösung eines Themas selbst zum Problem wird. Das bedeutet, es gibt eine Art emotionalen Gewinn, der mit dem belastenden Thema verbunden ist. Und genau dieser Gewinn könnte durch die Auflösung gefährdet werden. Man könnte auch sagen, Einwände bewachen den emotionalen Gewinn. Sie haben somit eine Art »Wächterfunktion« und in dieser Funktion kann man sie auch als Persönlichkeitsanteile verstehen.

Der Mensch als soziales Wesen hat das Bedürfnis nach Verbundenheit einerseits und Autonomie andererseits. Beide Faktoren beeinflussen sich in einem Wechselspiel, insbesondere während der Entwicklung des Kindes zu einer sich selbst bewusst wahrnehmenden Persönlichkeit mit einer eigenen Identität.

Störungen zeigen sich häufig in diesen beiden Bedürfnisbereichen und werden als Mangel, Überfluss oder Verletzung erlebt. Wir hätten als Menschen die Evolution sicher nicht überlebt, wenn die Psyche nicht in einem gewissen Maß fähig wäre, diese Störungen auszugleichen oder sogar im Voraus zu verhindern.

Diese Fähigkeiten der Psyche können als Anpassungsleistungen oder Kompensationen verstanden werden, durch die das Leben des Einzelnen erträglicher oder überhaupt lebbar wird und wodurch der oben genannte emotionale Gewinn entstehen kann.

Im Folgenden möchte ich einige Einwände und ihre Wächterfunktionen beschreiben. Einen typisch »Systemischen Einwand« haben wir bereits kennengelernt, den Wächter der Verbundenheit.
(Systemische Klopfakupressur Seite 52)

Hier noch einmal eine Vertiefung dieses Phänomens.

Einwand als Wächter der Verbundenheit / Loyalität

Dieser Einwand ist seiner Natur nach ein systemischer Einwand. Kinder sind auf die Verbundenheit mit den Eltern angewiesen, die durch gemeinsam gelebte Situationen und gemeinsam gefühlte Emotionen entsteht. Das können angenehme sein wie Liebe und Geborgenheit, aber auch belastende wie Traurigkeit oder Angst. Je kleiner Kinder sind, umso empfänglicher sind sie, diese Emotionen zu verinnerlichen und als eigene anzunehmen. In den letzten Jahren sind dazu viele interessante Bücher erschienen, so zum Beispiel die Bücher von Sabine Bode »Nachkriegskinder« und »Kriegsenkel«, »Kriegskinder« von Hilke Lorenz oder »Wir Kinder der Kriegskinder« von Anne-Ev Ustorf.

Wird mit Klopfakupressur an einer gemeinsam gefühlten, jedoch belastenden Emotion gearbeitet, kann die Angst aufkommen, dass die Verbundenheit als solche in Gefahr gerät sich aufzulösen. Der Prozess kann stocken, um die Verbundenheit oder Loyalität mit den Eltern oder der Familie zu erhalten.

BEISPIEL VERBINDENDE TRAURIGKEIT

»Ich kann gar nicht fröhlich sein. Das konnte ich als Kind schon nicht und meine Mutter auch nicht.«

Das Nicht-fröhlich-Sein verbindet in diesem Beispiel Mutter und Kind. Es wird schwer möglich sein, dieses emotional belastende Gefühl ausschließlich innersystemisch, also nur mit sich selbst, aufzulösen. Stärker ist hier das systemische Klopfen, das die emotionale Verbundenheit mit der Mutter berücksichtigt.

Liebe Mutter, lass uns gemeinsam diese Traurigkeit auflösen, die wir beide immer getragen haben und unsere Verbundenheit bleibt bestehen.

Beim Klopfen: **Unsere Traurigkeit….**

Einwand als Wächter der Autonomie

Dieser Einwand ist ebenso ein systemischer Einwand, aber in diesem Fall kann es um ein Zuviel an Verbundenheit gehen. Diese kann als einengend, bestimmend oder gar krank machend erlebt werden, wobei eine totale Aufgabe der Verbundenheit nicht erwünscht ist.

In den Formulierungen, die hier zur Anwendung kommen sollten, geht es dann eher darum, dass die Verbundenheit heilt, nicht so sehr darum, dass sie in ihrer jetzigen Form bestehen bleibt.

Lasst uns gemeinsam diese alte Belastung auflösen und unsere Verbundenheit kann auf ganz neue Weise in Freiheit spürbar werden oder **unsere Verbundenheit kann heilen.**

Einwand als Wächter der Selbstachtung

Dieser Einwand ist seiner Natur nach eher ein innersystemischer und auf der Ebene des »Selbst« anzutreffen. Häufig ist das erste große Hindernis der Einwand, dass man sich selbst mit seinem Problem nicht akzeptieren kann und daher Schwierigkeiten hat, mit der Bearbeitung zu beginnen.

Dieser Einwand wird standardmäßig im Basisprotokoll durch den Einstimmungssatz angesprochen und somit in die Bearbeitung mit einbezogen: »Auch wenn ich das Problem habe, nehme ich mich so an, wie ich bin.« Wenn es jedoch schwerfällt, diesen Satz auszusprechen, dann beginnt die Arbeit genau hier. *(Siehe auch Seite 18)*

ABÄNDERUNG DES EINSTIMMUNGSSATZES

Auch wenn ich mich mit diesem Problem nicht akzeptieren kann, bin ich doch auch irgendwie ok.

Auch wenn ich mich mit diesem Thema XY nicht akzeptieren kann, mache ich mich jetzt auf den Weg.

Einwand als Wächter der Identität

Auch dieser Einwand ist innersystemisch. Wenn die auflösende Arbeit mit Klopfakupressur das Selbstbild betrifft, kann das zu Verunsicherung führen.

Der Einwand möchte das bisherige psychische Gleichgewicht, und sei es noch so belastet und fragil, erhalten und stellt zum Beispiel kritische Fragen:

- Wer bin ich ohne meine Belastung?
- Ist eine Veränderung sicher für mich?
- Sollte nicht besser alles beim Alten bleiben?

IDENTITÄTSSTIFTENDE BELASTUNGEN

- Traurigkeit, die Künstler zu besonderem Ausdruck inspiriert
- Krank machender Perfektionismus, der einen Unternehmer erfolgreich macht
- Mangelgefühle, die ein Helfersyndrom generieren, durch welches Anerkennung für die eigene Person erlangt wird

Einwand als Wächter der Kompensation

Die menschliche Psyche ist sehr anpassungsfähig und kann viele Belastungen kompensieren. Hierfür gibt es diverse Namen und Konzepte wie Abwehrmechanismen, Verdrängungsmechanismen oder Anpassungsleistungen. Sie dienen dazu, schwere Belastungen erträglicher zu machen.

Dieses Phänomen ist zum Beispiel auch als »sekundärer Krankheitsgewinn« bekannt. Auf den ersten Blick steht auch hier das Innersystemische im Vordergrund, jedoch findet der »Gewinn« häufig in einem systemischen Zusammenhang statt.

Der Gewinn kann emotionaler Natur sein oder auch andere Vorteile mit sich bringen.

SEKUNDÄRER KRANKHEITSGEWINN

- Wenn ich leide, bekomme ich die Aufmerksamkeit, die ich sonst nicht bekomme.
- Wenn ich meine Rückenschmerzen behalte, bekomme ich weiterhin Rente.
- Wenn ich meine Lese-Rechtschreibschwierigkeiten behalte, bekomme ich bei gleicher Fehleranzahl eine bessere Note im Diktat.

Bezogen auf das erste Beispiel bedeutet es: Würde sich das Leiden – welches auch immer es sein mag – auflösen, wäre der dann entstehende Mangel an Aufmerksamkeit das vermeintlich »neue« Problem.

Möglicherweise ist dieses Problem aber tatsächlich nicht neu, sondern weist auf ein tieferliegendes, viel älteres Problem hin:

TIEFLIEGENDES, VERMEINTLICH NEUES PROBLEM

- Nie bin ich wahrgenommen worden.
- Schon als Kind fühlte ich mich immer einsam.

In diesem Fall wäre das ursprüngliche Problem ein Mangel an Verbundenheit. Das Problem A (das Leiden) hat die Aufgabe, Problem B (den Mangel an Verbundenheit) zu überdecken beziehungsweise zu kompensieren. Denn Problem B ist wahrscheinlich schmerzhafter als Problem A.

Problem A wird daher mit Hilfe eines Einwandes seine Schutzfunktion nicht so leicht aufgeben.

Ein Einwand kann somit sehr hilfreich sein, um ein tiefer liegendes Problem aufzudecken und es einer Auflösung zugänglich zu machen.

WEITERE BEISPIELE

- Ein wahrgenommenes Gefühl der Hilflosigkeit schützt vor einem viel schwerer zu ertragenden Gefühl des Nicht-angenommen-Seins.
- Eine Wut verdeckt eine Trauer.
- Insbesondere nach traumatischem Erleben: Eine eingeschränkte Gefühlsbandbreite hilft, ein bestimmtes Gefühl nicht fühlen zu müssen.

Einwand als Wächter erworbener Ressourcen

Anpassungsleistungen an Belastungen können auch dazu führen, dass Ressourcen erworben werden. Die Fähigkeit, sorgfältig und genau zu sein, entspringt möglicherweise einem erlebten Mangel an Wertschätzung und Zuwendung durch die Eltern. Wird an der Beziehung zu den Eltern gearbeitet, gerät die Ressource »Sorgfalt« in Gefahr verloren zu gehen. Hier wird die Wächterfunktion eines Einwandes noch einmal deutlich.

WEITERE BEISPIELE

- Die Fähigkeit sehr aufmerksam zu sein, damit man Gefahr sofort erkennt.
- Die Fähigkeit sehr selbstständig zu sein, da man das in frühester Kindheit schon immer sein musste.
- Die Fähigkeit sich immer um alles zu kümmern, damit das Chaos nicht ausbricht.

Umgang mit Einwänden

Einwände können sich, wie wir gesehen haben, auf ganz unterschiedliche Weise zeigen. Zusammenfassend lässt sich Folgendes sagen:

Einwände verteidigen einen gewissen emotionalen Gewinn und behindern damit den Auflösungsprozess einer emotionalen Belastung aus ihrer Sicht aus gutem Grund. Daher wird in der systemischen Klopfakupressur der Einwand akzeptiert, für seine Leistung gewürdigt und gegebenenfalls als Persönlichkeitsanteil gesehen.

Er ist also nicht Teil oder Aspekt eines Problems und er wird somit auch nicht »weggeklopft« oder »bekämpft«, sondern es wird eine Zusammenarbeit mit dem Einwand angestrebt.

Dies ist ein großer Unterschied zur Basisform der Klopfakupressur, in der der Einwand wie ein Problem behandelt und als solches bearbeitet würde. Sinngemäß würde der Einstimmungssatz dort lauten: »Auch wenn es diesen Einwand XY gibt, nehme ich mich so an, wie ich bin.«

Die klopfende Person akzeptiert sich selbst, der Einwand ist das Problem und es wird versucht, diesen zu bearbeiten, was zu den beschriebenen Komplikationen führen kann.

In der Systemischen Klopfakupressur sieht ein Einstimmungssatz naturgemäß anders aus. Er könnte wie folgt lauten:

Danke Einwand XY, dass du mich so lange begleitet hast und immer etwas Gutes für mich gewollt hast (mich geschützt hast oder mich mit meinen Verletzungen hast klar kommen lassen). Ich akzeptiere uns beide so, wie wir sind. Hilf mir auch jetzt, das eigentliche, möglicherweise viel tiefer liegende Thema zu erkennen und zu lösen. Du kennst es besser als ich.

Dazu wird wie immer der Handkantenpunkt geklopft.

Das eigentliche tiefer liegende Problem besteht häufig aus einem Mangel oder aus Verletzungen. Beim Klopfen der Punkte wird der Einwand durch die Wir-Formulierung mit einbezogen:

Unser Mangel an Aufmerksamkeit, unsere Einsamkeit, unsere alten, tiefen Verletzungen....

Häufig gibt ein auf diese Weise angesprochener Einwand seinen Widerstand sehr schnell auf, da er endlich auf Verständnis gestoßen ist, was er bisher noch nicht erlebt hat. Der Zugang zu bisher versperrten Gefühlen wird frei und dabei können auch schon einmal Tränen fließen.

Das sind oftmals Tränen über ehemaliges Leid, aber auch Tränen über verpasste Chancen und Möglichkeiten oder Tränen der Rührung über die Leistungen des Wächters. Es entsteht durch die Auflösung dieses Widerstandes aber auch Hoffnung auf Zugang zu neuer Kraft und neuen Chancen und die Möglichkeit, in der Bearbeitung eines Themas weiterzukommen.

EINWAND ALS GLAUBENSSATZ

Einwände sind auch häufig mit Glaubenssätzen verknüpft. Sätze wie: »Ich kann nicht« oder »Ich darf nicht«, sind Glaubenssätze, die an sich einen Einwand darstellen und die, wie gezeigt, oftmals eine wichtige Schutzfunktion (Wächter) haben. Es ist hilfreich, dieser auf den Grund zu gehen.

Folgende Fragetechnik führt häufig zum eigentlichen Problem, das heißt, zur verdrängten zugrunde liegenden emotionalen Belastung.

Hierfür wird ein Glaubenssatz als Aussage formuliert und dann mit dem Wort »weil« zu einer weiteren Aussage verknüpft.

EINWAND: ICH KANN NICHT

Klient: Ich kann nicht schlank sein

Coach: Ich kann nicht schlank sein, **weil** ...

Klient: ich dann verzichten muss.

Coach: Ich kann nicht verzichten, **weil** ...

Klient: ich die Freude am Essen nicht verlieren möchte.

Coach: Ich möchte die Freude am Essen nicht verlieren, **weil** ...

Klient: ich dann eine tiefe Traurigkeit spüren müsste.

Die in diesem Beispiel gefundene tiefe Traurigkeit kann nun mit einer entsprechenden Klopfakupressurtechnik bearbeitet werden. Dieses Aufspüren kann noch tiefer führen, wie das nächste Beispiel zeigt:

BEISPIEL 2

Klient: Ich kann nicht schlank sein

Coach: Ich nicht schlank sein, **weil** ...

Klient: ... ich dann verzichten muss.

Coach: Ich kann nicht verzichten, **weil** ...

Klient: ... das gefährlich ist.

Coach: Es ist gefährlich, **weil** ...

Klient: ... es möglicherweise bedeutet, dass es nichts mehr zu essen gibt. Kein Essen bedeutet, zu hungern. Hungern bedeutet, eventuell zu sterben!

Die im zweiten Beispiel gefundene existentielle Angst ist wahrscheinlich systemischen Ursprungs und generationsübergreifend. Nicht unsere Generation, sondern die unserer Eltern oder Großeltern hat in der Kriegs- oder Nachkriegszeit gehungert. Die systemische Auflösung kann über ein Wir-Klopfen auf die verbindende Emotion »unsere Angst zu verhungern« erfolgen:

Auch wenn die Angst zu verhungern noch immer in uns allen steckt, nehme ich mich so an, wie ich bin, und verstehe jetzt, wie schwer ihr es hattet. Ihr hättet auch gerne ohne diese Angst gelebt, konntet es aber nicht.

Beim Klopfen:

Unsere Angst zu verhungern, ... lasst uns gemeinsam diese alte Angst auflösen, und unsere Verbundenheit bleibt bestehen.

Der Einwand »Ich kann nicht schlank sein« kann auf diesem Weg seine Kraft verlieren, da der tieferliegende Grund »die existentielle Angst zu verhungern« aufgelöst wird.

SONDERFORMEN

Stilles Klopfen, Verschlüsseltes Klopfen, Mentales Klopfen, Mitklopfen, Klopfen für Andere, Erzählende Filmtechnik

In der Regel wird das Basisprotokoll in seiner vollständigen ursprünglichen Form oder in der systemischen Variante angewendet. Es gibt jedoch auch Sonderformen. Interessanterweise kann es wirksam sein, wenn das Aussprechen der Sätze oder das Klopfen der Punkte mental ausgeführt wird, also nur gedacht wird. Beides kann separat oder auch in Kombination angewendet werden.

Ebenfalls ist es denkbar, bei einem Klopfprozess eines Anderen mitzumachen oder sogar für jemand Anderen zu klopfen.

Zudem wird weiter unten eine weitere Variante der Erzähltechnik der Vollständigkeit halber gezeigt.

Stilles Klopfen

Klopfen ohne Worte

Die auf das Thema oder die Aspekte fokussierenden Sätze werden still im Kopf gesprochen, wobei die Körper- oder Fingerpunkte real geklopft werden.

Anwendungsmöglichkeiten

- im Coaching bei Themen, die jemand nicht offen aussprechen kann oder mag
- wenn das Nachsprechen an sich schwerfällt oder es verweigert wird
- bei unauffälligem stillen Klopfen in der Öffentlichkeit, z. B. beim Klopfen der Fingerpunkte unter dem Tisch

Nachteilig ist, dass das stille Klopfen zum Abschweifen verleiten kann.

Verschlüsseltes Klopfen

Klopfen mit Symbolwort

Eine Alternative zum Stillen Klopfen ist das Klopfen mit einem Symbolwort. Wenn eine Belastung nicht aussprechbar ist, da sie zum Beispiel sehr schambesetzt ist, kann die emotionale Belastung durch ein Symbolwort ausgedrückt werden. Dies kann vom Klienten so gewählt werden, dass überhaupt nicht erkennbar ist, um welche Belastung es geht, zum Beispiel: »der Abend«, »die Stadt«, »die Blume«. Die Belastung des Symbolwortes wird gemessen und damit wird dann geklopft.

Mentales Klopfen

Klopfen, ohne zu klopfen

Bei der Anwendung des Basisprotokolls ist es möglich, die Punkte nicht real zu klopfen, sondern dies mental, also nur in der Vorstellung zu tun. Eine gewisse Routine des Klopfens ist dabei von Vorteil. Der Körper erinnert sich daran, wie es sich anfühlt, wenn die Punkte tatsächlich geklopft würden (sogenanntes Körpergedächtnis). Die Sätze können dabei laut gesprochen oder nur gedacht werden.

Unser Gehirn bemerkt den Unterschied nicht, ob wir uns etwas nur vorstellen oder es tatsächlich erleben. Der Körper reagiert in jedem Fall. Mentales Klopfen ist genauso wie mentales Training eine Visualisierung oder Vorstellungsübung. Sportler oder Musiker, die mental trainieren, üben komplizierte Bewegungsabläufe in Gedanken, um diese in der Realität sicher abrufen zu können.

Anwendungsmöglichkeiten

Das mentale Klopfen kann jederzeit und überall praktiziert werden:

- im öffentlichen Raum
- in einer Situation, in der das Klopfen lästig wäre
- zum Einschlafen

Mitklopfen

Klopfen ohne Fokussierung auf das eigene Thema

Teilnehmende von Ausbildungsseminaren, die bei einer Lehr-Demonstration mitklopfen, berichten anschließend häufig über deutliche Veränderungen bei sich selbst. Dies geschieht oft sogar dann, wenn sie nicht das gleiche Thema wie die Demo-Person bearbeitet hatten.

Unter der Bezeichnung »Borrowing Benefits« (geborgter Gewinn/ Nutzen) machte Gary Craig daraus ein Konzept für Vorführungen und Seminare. Das Mitklopfen erweist sich dabei für alle als vorteilhaft:

- die Demo-Person fühlt sich durch das Mitklopfen anderer unterstützt, regelrecht getragen
- die Mitklopfenden in der Gruppe können begleitend zur Demo eigene Themen bearbeiten
- die Mitklopfenden können auch ohne Klopfakupressur-Kenntnisse erste Erfahrungen mit dem Klopfen sammeln

Anleitung für Mitklopfende

- Wähle ein eigenes (leichtes) Thema, bevor die Demo-Person beginnt, ihr Thema mit dem Coach zu bearbeiten.
- Werte die subjektive Belastung auf der Skala von 0 bis 10 ein.
- Klopfe mit der Demo-Person mit. Es ist dabei nicht nötig, an das eigene Thema zu denken, es bleibt im Hintergrund aktiv.
- Werte deine eigene Belastung nach der Beendigung der Demo erneut ein und prüfe, ob sich die Belastung verändert hat.

Klopfen für Andere

Klopfen mit dem Fokus auf das Thema eines Anderen

Auch wenn es merkwürdig erscheint, so können doch überraschende Erfahrungen damit gemacht werden.

Aus ethischen Gründen müssen sich die Klopfenden vor Beginn der Behandlung fragen, welche Beweggründe sie wirklich antreiben, um für den Anderen klopfen zu wollen. Bei Eigeninteresse, das dem Wohl der Person, für die geklopft wird, entgegensteht oder bei einer erkennbaren Ablehnung gegen das Klopfen durch die Person, für die geklopft werden soll, sollte sich diese Variante verbieten.

Diese Klopfvariante kann insbesondere eingesetzt werden bei der Behandlung von:

- Babys und Kleinkindern
- alten, gebrechlichen oder kranken Menschen
- räumlich weit entfernten Personen
- Tieren

Ablauf

Die Klopfenden stellen eine gedanklich-emotionale Verbindung zu der anderen Person her und klopfen für diese gemäß des Basisprotokolls, jedoch mit einem abgeänderten Einstimmungssatz:

Auch wenn du ... (Symptom, Thema) hast, liebe und akzeptiere ich dich voll und ganz und du bist ok, so wie du bist!

Beim Klopfen der Punkte: **Dein Symptom, dein Thema ...**

Auch wenn auf diese Weise manchmal erstaunliche Veränderungen erreicht werden können, fällt es schwer, eine Erklärung hierfür zu finden. Viele spirituelle Denk- und Glaubensrichtungen gehen von einem Verständnis dessen aus, dass alles mit allem auf irgendeine Weise verbunden ist. Möglicherweise ist hier eine Antwort zu finden.

Erzählende Filmtechnik

Die erzählende Filmtechnik ist eine Erweiterung der bereits oben beschriebenen Erzähltechnik *(Seite 35)*. Das Ziel ist wie immer eine für die Person möglichst schonende Bearbeitung belastender Erinnerungen. Es versteht sich von selbst, dass die erzählende Filmtechnik sich nicht für die Selbstanwendung eignet, denn häufig geht es um starke emotionale Belastungen. Zusätzlich ist es sinnvoll, das Tool »Annäherung an das Ereignis« *(Seite 38)* voranzustellen.

In die Erzähltechnik werden zusätzliche Distanzierungsmöglichkeiten eingebaut, die beim Klopfen wie eine emotionale Schutzbrille wirken. Die Geschichte wird nicht einfach nur erzählt, sondern sie wird gedanklich als Film wie in einem Kino auf eine entfernte Leinwand projiziert. Auf diese Weise wird zu dem Ereignis eine räumliche Distanz aufgebaut.

Weitere Distanzierungsmöglichkeiten entstehen durch den Einsatz einer imaginären Fernbedienung. Hiermit bekommt die klopfende Person die Kontrolle über den Fortgang des Films. Jederzeit kann sie den Film

- anhalten oder weiterlaufen lassen
- den Ton leiser oder lauter stellen
- hinein- oder herauszoomen
- die Farben schwächer oder intensiver einstellen

Es ist dabei darauf zu achten, dass die Person sich in ihrer Vorstellung nicht in dem Film auf der Leinwand befindet, sondern im Kinosessel sitzt und dort sitzen bleibt. Wäre sie in dem Film, so müsste sie bei jeder Bewertung und Bearbeitung einer Belastung die Position wechseln, um aus dem Film heraus ins Hier und Jetzt zurückzukommen. Das kann erfahrungsgemäß zu hinderlichen Irritationen führen.

Bleibt sie im Kinosessel sitzen und wird der Film an einem Stressmoment angehalten, so kann die Person bei sich bleiben und die momentane Belastung beurteilen und bearbeiten.

Ablauf der Erzählenden Filmtechnik

Der Ablauf entspricht im Wesentlichen dem der Erzähltechnik *(Seite 35)*, wobei die Distanzierungsmöglichkeiten in der folgenden Beschreibung eingefügt sind.

- Der Film beginnt an einem neutralen, emotional unbelasteten Zeitpunkt vor dem ersten Stressmoment.
- Der Film wird erzählt, bis gespürt werden kann, dass ein Stressmoment bevorsteht.
- Der Film wird mit Hilfe der Fernbedienung dort angehalten und die Intensität der Belastung, die jetzt gerade beim Erzählen verspürt wird, also nicht die damalige Intensität, wird bestimmt.
- Diese aktuelle Belastung wird mit dem Basisprotokoll bearbeitet.
- Bei starker Belastung kann mit der Fernbedienung die Bildgröße, die Lautstärke des Tons oder die Intensität der Farben so verändert werden, dass die Belastung geringer wird. Mit dem abgeschwächten Bild wird weitergeklopft bis diese deutlich gesunken ist. Dann kann das Bild wieder ein Stück größer/lauter/intensiver gemacht werden, wobei die Belastung weiter beobachtet wird. So kann man sich nach und nach wieder der ursprünglichen Bildqualität annähern.
- Sobald die Belastung aufgelöst ist, kann der Film weiterlaufen. Begonnen wird mit dem letzten Satz vor dem Stopp.
- Die weitere Bearbeitung entspricht der bekannten Erzähltechnik.

DISTANZIERUNGSTECHNIKEN

Übersicht der bisherigen Techniken und Weiterentwicklungen

Wie bereits erwähnt, wirken Distanzierungstechniken wie eine emotionale Schutzbrille für die Person. Sie stabilisieren und ermöglichen eine schonende Bearbeitung starker emotionaler Belastungen.

Die bisher beschriebenen Techniken sind:

- Arbeit mit Metaphern *(Seite 30 und 34)*
- Erzähltechnik *(Seite 35)*
- Erzählende Filmtechnik *(Seite 74)*
- Annäherung an das Ereignis *(Seite 38)*

Imaginationen können, wie schon beschrieben, kreativ weiterentwickelt werden, wie z. B. durch:

- Bilder von Kopfhörern, Ohrstöpseln, Helmen oder Lautstärkereglern, um Geräusche zu reduzieren
- Vorstellen von Schutzmöglichkeiten, etwa eines Schutzmantels oder -schildes
- Imaginieren einer »dicken Haut«, einer Rüstung oder einer Panzerglasscheibe
- Reduzieren innerer belastender Bilder durch aktives Übermalen

Derartige Bilder zeigen sich bei KlientInnen in der Regel von selbst. Und es ist wichtig, genau mit diesen Bildern zu arbeiten und nicht vom Coach vorgegebene Bilder zu nutzen.

Eine weitere Möglichkeit Distanz aufzubauen bietet die weiter unten genannte Containertechnik.

»NICHT-FÜHLENDE« KLIENT*INNEN

Wie oben beschrieben, kann es sehr hilfreich sein, mit verschiedenen Techniken eine emotionale Distanz aufzubauen. Es gibt aber auch den umgekehrten Fall, dass emotionale Distanz schon da ist, insbesondere dann, wenn KlientInnen in Therapie »geschickt« werden. Die emotionale Schutzbrille sitzt ihnen sozusagen immer auf der Nase. So wird scheinbar völlig emotionslos oder sogar mit einem Lächeln im Gesicht von belastenden Ereignissen oder Themen erzählt. Die klassische Einwertung auf der SUD Skala ergibt den Wert Null, da kein momentaner Belastungswert gefühlt werden kann.

Dennoch kann auch in solchen Fällen mit der Klopfakupressur gearbeitet werden, wenn sich eine Bereitschaft dazu zeigen sollte. Hierzu bieten sich mehrere Arten der Bearbeitung an.

Bearbeitung eines Ereignisses oder Themas ohne Einwertung

- Die Person wird gebeten, sich auf das Ereignis oder das Thema zu fokussieren, auch wenn dabei keine emotionale Belastung wahrgenommen werden kann.
- Die Person wird nach einem Bild oder einer Metapher zu dem Ereignis/Thema gefragt. Submodalitäten geben weiteren Aufschluss. Ist das Bild
  - in Farbe oder schwarzweiß
  - nah oder fern
  - scharf oder unscharf
  - hell oder dunkel
  - Ist der Klient mit im Bild oder außerhalb

  Diese Beschreibungen enthalten oft Auskunft über die Intensität, die nicht emotional bzw. körperlich gespürt werden kann. Dabei steht Farbe meistens für eine größere Intensität als schwarzweiß.

- Das Basisprotokoll wird mehrmals durchlaufen. Hierbei liegt die Annahme zugrunde, dass die Belastung im Hintergrund dennoch angesprochen und durch das Klopfen geringer wird.
- Die Person wird nach einem Körpergefühl zu dem Ereignis/Thema gefragt. Die sich zeigenden Körpergefühle können mit dem Basisprotokoll – Bearbeitung einer Körperwahrnehmung – bearbeitet werden. *(Seite 28)*
- Da Testen aus den bekannten Gründen nicht möglich ist, wird die Person ggf. den Erfolg der Arbeit an einem entspannteren Erleben entsprechender Situationen im Alltag erkennen.

Bearbeitung bei unklarer Belastung

Manche Menschen leiden auf irgendeine Weise unter sich selbst und ihrem Leben, können aber kein Thema benennen. Auch hier kann, wie im obigen Abschnitt beschrieben, die große unbekannte Belastung wertschätzend mit dem Basisprotokoll bearbeitet werden.

Eine andere Möglichkeit ist es, folgende Frage zu stellen:

»Welches Erlebnis, welchen Gedanken würdest du lieber nicht in deinem Leben haben?« Das gefundene Thema wird unter Berücksichtigung möglichst vieler Aspekte wie schon beschrieben bearbeitet.

In einer Folgesitzung kann – als Test – die gleiche Frage noch einmal gestellt werden. Wird jetzt ein anderes Thema genannt, so war die Bearbeitung des erstgenannten Themas möglicherweise erfolgreich.

Weitere Bearbeitungsmöglichkeiten

Bringt die bisherige Bearbeitung keinen nennenswerten Fortschritt, gilt es, die Bedeutung des »Nicht-Fühlens« und des unklaren Fühlens genauer zu erforschen. Diese selbständig aufgebaute Distanzierung zu einer emotionalen Belastung erfüllt wahrscheinlich eine wichtige Schutzfunktion, die aus gutem Grund nicht einfach aufgegeben werden kann. Wahrscheinlich handelt es sich um einen Einwand. *(Seite 60)*

CONTAINERTECHNIKEN

Mit dieser klassischen Technik, die auf ihre Weise Distanz schafft, können belastende Themen sicher eingepackt werden, um Erleichterung zu erlangen. Sie kann zur »Aufbewahrung« genauso wie zur Bearbeitung eingesetzt werden.

Ein imaginierter Container kann sehr individuell aussehen. Je nach der Stärke der emotionalen Belastungen, die dort hinein wandern sollen, kann er etwa von einem Karton bis zu einem Hochsicherheitstresor variieren.

Container-Technik zur Aufbewahrung

Die Aufbewahrung eines Themas ist sinnvoll, wenn noch keine Zeit war, dieses Thema zu bearbeiten oder wenn es in einer Sitzung noch nicht fertig bearbeitet werden konnte. Die Belastungen, die dieses Thema mit sich bringt, werden vorübergehend dem Container anvertraut und damit abgelegt.

IMAGINATION CONTAINER

Stelle dir einen großen oder kleinen Behälter vor, der wie ein Tresor alle Belastungen aufnehmen kann, von denen du dich jetzt distanzieren möchtest.

Nimm wahr, wie der Tresor aussieht, eher dunkel oder hell, aus Metall oder einem anderen festen Material, wie sein starker und sicherer Verschluss aussieht, ein oder mehrere Schlösser, oder was auch immer da sichtbar wird. Nimm wahr, wie dieser absolut sichere Tresor jetzt alle diese Belastungen aufnimmt und verschließe ihn.

Nun platziere diesen Tresor in angemessener Entfernung dort, wo es für dich am besten passt.

Containertechnik zur Bearbeitung einer Belastung

In dieser Arbeit verbindet sich spezifisches und globales Arbeiten. Die Arbeit ist global, da mehrere Aspekte und Themen gleichzeitig bearbeitet werden können. Sie ist aber auch spezifisch, da durch die differenzierte Beschreibung der Metapher »Container« der Prozessfortschritt beobachtet und bewertet wird. Darüberhinaus ist große emotionale Distanz möglich.

Ablauf

- Die Person stellt sich einen Container vor und beschreibt diesen möglichst spezifisch, etwa nach Größe, Gewicht, Material, Farbe, Form, Temperatur der Oberfläche etc.
- Sie legt oder beamt alle Aspekte eines Themas oder Ereignisses dort hinein und verschließt den Container in sicherer Weise. Dabei müssen nicht alle belastenden Elemente laut ausgesprochen werden. Dies kann auch in Gedanken passieren. Zum Schluss bittet die Person ihr Unterbewusstes, alles, was noch wichtig ist und dazugehört, auch hineinzubeamen.
- Der gesamte Container wird nun geklopft, etwa wie folgt:

Auch wenn es diesen großen, grauen, 10 Tonnen schweren Container in meinem Leben gibt, bin ich ok, so wie ich bin.

Auf diese Weise werden alle »im Container befindlichen« Aspekte global durch das Klopfen bearbeitet. Während und nach der Klopfrunde wird der Container beobachtet. Wahrgenommene Veränderungen lassen Rückschlüsse auf den Prozessfortschritt zu.

In weiteren Klopfrunden werden diese wahrgenommenen Veränderungen im Einstimmungssatz mit berücksichtigt:

Auch wenn es diesen jetzt schon deutlich kleineren oder leichteren Container in meinem Leben gibt, bin ich ok, so wie ich bin.

Das Thema ist fertig bearbeitet, wenn der Container sich aufgelöst hat oder keine Rolle mehr spielt.

BEISPIEL AUTOUNFALL

- Stelle dir einen Container vor, der dazu geeignet ist, alle emotional belastenden Aspekte dieses Unfalls aufzunehmen. Wie könnte dieser Container aussehen?
- Wenn du einen passenden Container gefunden hast, lege oder »beame« alle Aspekte dort hinein. Schaue sie dabei nicht genau an. Du musst sie auch nicht laut benennen. Mögliche Aspekte könnten sein:
  - das plötzlich entgegenkommende Auto
  - die quietschenden Bremsen
  - das Schleudern
  - der Schrei des Beifahrers
  - der näher kommende Baum
  - der Stopp im Straßengraben
  - der Schmerz im Nacken
  - die plötzliche Leere
  - das Martinshorn der Polizei
- Bitte nun dein Unbewusstes, noch weitere Aspekte hinzuzufügen.
- Verschließe den Container gut und sicher.
- Klopfe nun den gesamten Container nach dem Basisprotokoll.
- Beschreibe die Veränderungen, die du wahrnimmst.
- Benenne die Veränderung im Einstimmungssatz für die nächste Runde.
- Mache so viele Runden, wie du benötigst.

Diese Technik kann zu einer effizienten schnellen Bearbeitung eines Themas genutzt werden, wenn dieses erforderlich ist, oder kann stabilisierend als Einstieg in ein schwieriges Thema gewählt werden.

Denn es kann solange mit dem gesamten Container, d. h. mit allen bewussten und unbewussten Aspekten eines Themas gearbeitet werden, bis es möglich erscheint, einzelne Aspekte herauszunehmen und noch einmal spezifisch zu bearbeiten.

Wenn die Belastungen, die sich in einen Container befinden, mehrere Personen betreffen, kann systemisch geklopft werden: **Unser Container…**

STABILISIERUNGSTECHNIKEN

Es gibt im therapeutischen Kontext eine Vielzahl von Stabilisierungstechniken. Ich möchte mich im Folgenden auf die Techniken beschränken, die einen direkten Bezug zur Klopfakupressur haben.

In der Selbstanwendung sollte jeder und jede achtsam mit sich selbst umgehen und Themen wählen, die nicht überfordern. Sollte die emotionale Belastung doch einmal sehr stark werden, helfen folgende Maßnahmen in der Selbstanwendung sowie im Coaching:

- **Einfach weiterklopfen** und zwar **ohne** Fokussierung auf die Belastung.
- **Ins Hier und Jetzt zurückkommen**
  - Klopfe dabei den Handkantenpunkt und sage: »**Ich bin hier und jetzt in Sicherheit:**« Aktiviere während des Klopfens alle deine Sinne für das Hier und Jetzt:
  - Fühle den Boden unter den Füßen
  - Spüre deine Hände, wie sie klopfen
  - Nimm wahr, in welchem Raum du dich befindest
  - Höre auf Geräusche
  - Rieche an etwas Scharfem (z. B. japanisches Heilpflanzenöl)
  - **Das 9-Gamut-Protokoll anwenden** wie auf *Seite 24* beschrieben.

UMGANG MIT STARKEN EMOTIONALEN REAKTIONEN, DISSOZIATIONEN UND FLASHBACKS IM COACHING

Starke emotionale Reaktionen

Starke emotionale Reaktionen entwickeln sich vor dem Hintergrund besonderer Vorbelastungen, wie etwa durch schwere Traumatisierung, Missbrauch, Kriegstrauma u. ä.

Auch wenn die Klopfakupressur eine sehr schonende Methode ist, kann nie vollständig ausgeschlossen werden, dass infolge der Fokussierung auf die Belastung diese auch einmal stärker spürbar wird.

Was tun?

- Ruhe bewahren und Sicherheit ausstrahlen. Ein emotional nicht stabiler Coach ist für KlientInnen keine Hilfe!
- KlientInnen durch Klopfen oder mit anderen Techniken stabilisieren. *(Seite 82)*
- Im Notfall den Notdienst unter Telefon 112 verständigen!

Die eigene Sicherheit fördern

- Um Sicherheit als Coach ausstrahlen zu können, versteht es sich von selbst, dass die eigenen Themen gut bearbeitet sein wollen.
- Darüberhinaus ist die rechtliche Absicherung, wie Heilerlaubnis, Berufshaftpflicht oder Mitgliedschaft in einem Verband sinnvoll. Verband für Klopfakupressur e.V. *(Seite 10)*

Dissoziationen

Dissoziationen oder Flashbacks können auftreten, wenn Menschen sich einer stärkeren traumatischen Belastung nähern. Die Aufgabe der Distanzierungs- und Stabilisierungstechniken ist es, das Abgleiten in diese Zustände zu verhindern.

Folgende Symptome können sich zeigen:
Personen

- erscheinen unerreichbar, wirken wie weggetreten
- haben das Gefühl, neben sich zu stehen und sich selbst fremd zu fühlen
- berichten über Erinnerungslücken
- berichten, dass sie sich an Orten wiederfinden, ohne zu wissen, wie sie dort hingekommen sind
- empfinden körperliche Schmerzen, für die es keine Erklärung gibt
- berichten über Ausfälle von Sinneswahrnehmungen

Eine Unterbrechung dieser Symptome ist möglichst schnell anzustreben.

Dissoziationsstopp

Um die Dissoziation wieder zu stoppen und ins Hier und Jetzt zurückzukehren, eignen sich z. B. Fragen nach Person, Ort und Zeit:

- Wie ist Ihr Name?
- Wie ist mein Name?
- Wo befinden wir uns gerade?
- Wie spät ist es?
- Was ist heute für ein Tag? etc.

Reicht das nicht aus, um aus der Dissoziation wieder »aufzutauchen«, können folgende Maßnahmen helfen:

- die Person laut mit Namen ansprechen
- die Person mit einem falschen Namen ansprechen
- laut in die Hände klatschen
- Augenkontakt fordern
- den Handkantenpunkt klopfen
- »ins Hier und Jetzt zurückkommen« anwenden *(Seite 82)*
- auffordern, sich hinzustellen, mit den Füßen zu stampfen oder sich anderweitig zu bewegen
- auffordern, tief auszuatmen
- auffordern, an einer Duftflasche zu riechen
- auffordern, die Hände unter kaltes Wasser zu halten
- die Person kurz berühren (falls die Erlaubnis hierfür vorliegt)

Flash-backs

Ein Flash-back ist ein plötzliches und überaus intensives Wiedererleben einer vergangenen Situation oder eines Ereignisses, welches zumeist durch einen Schlüsselreiz ausgelöst wird und in dem Moment für die Betroffenen nicht als Erinnerung erkenntlich ist.

Flash-backs stoppen

Auch in diesen Fällen geht es darum, möglichst schnell ins Hier- und Jetzt zurückzufinden. Die Maßnahmen für einen Dissoziationsstop sind auch hier hilfreich. Außerdem hilft:

- klopfen, klopfen, klopfen
- erkennen, dass man sich im Hier und Jetzt an einem sicheren Ort befindet
- die Containertechnik *(Seite 79)* nutzen, um beängstigende und belastende Erinnerungen dort zu sichern

Je mehr es gelingt, emotionale Belastungen zu entmachten bzw. aufzulösen, desto mehr kann man in emotionaler Freiheit die Person sein, die man ist. Persönlicher Frieden zeigt sich auch in einer emotionalen Wahl- und Angstfreiheit.

Sie zeigt sich u.a. durch:

- Situative Angemessenheit des eigenen Denkens, Fühlens und Handelns
- Angstfreiheit und Resilienz
- Offenheit
- Liebesfähigkeit
- Fähigkeit und Bereitschaft zur Empathie
- Wahrnehmung und Achtung der Würde bei sich und anderen

Der Weg dorthin — Initiative ergreifen

Neben den Problemen und Themen, die ständige Begleiter sind, können im Alltag immer wieder Situationen auftreten, in denen Menschen sich belastet fühlen. Solche Momente sind Chancen, den eigenen persönlichen Friedensprozess voranzubringen.

Dies kann zunächst durch die Selbstanwendung der Klopfakupressur geschehen. Die große Stärke liegt hier in der autonomen Stabilisierung. In und nach belastenden Situationen zu klopfen, etwa mit unauffälligem Klopfen der Fingerpunkte *(Seite 24)*, kann schon viel bewirken.

Für eine eingehendere Bearbeitung eignen sich das Basisprotokoll *(Seite 22)* und die Techniken zur spezifischen Bearbeitung. *(Seite 26)*

In den an Situationen und Ereignissen orientierten erzählenden Techniken werden emotionale Belastungen im Kontext konkreter Situationen bearbeitet. Es ist auch möglich, dies systematisch zu tun, etwa in dem man eine Liste verschiedenster belastender und erinnerter Lebenssituationen erstellt und diese »abarbeitet«. Nachteilig bei dieser

Vorgehensweise könnte sein, dass das Aufschreiben vieler belastender Erinnerungen selbst zu einer großen Belastung werden kann. Zu entscheiden, welche Erinnerungen sich für die Selbstbearbeitung eignen und welche nicht, wird sicher auch nicht immer einfach sein.

Sollte in der Selbstanwendung keine oder keine nachhaltige Entlastung erreicht werden, liegt das nicht daran, dass Klopfakupressur nicht wirkt. Erfahrungsgemäß werden hier die Grenzen der Selbstanwendbarkeit und eventuell auch die Grenzen der bisher verwendeten Klopfakupressur-Techniken erreicht.

Dies gilt - wie bereits beschrieben - insbesondere bei emotionalen Belastungen mit familienbiographischem Hintergrund und im Falle vorhandener Einwände. Diese können sich z. B. in Gestalt hartnäckiger Blockaden oder wenig nachhaltigen Erfolgen bemerkbar machen. Für eine tiefer gehende Arbeit im Sinne des Persönlichen Friedensprozesses empfiehlt es sich daher, die Hilfe eines Coaches zu suchen und die Techniken der Systemischen Klopfakupressur mit einzubeziehen. *(Seite 54)*

PERSÖNLICHE KOMFORTZONE ERWEITERN

Die persönliche Komfortzone ist der Ort, der Sicherheit und Kontrolle über das eigene Leben bietet, vielleicht auch Bequemlichkeit, soweit das in dem eigenen Rahmen möglich ist.

Ein schönes Bild zum besseren Verständnis nutzt Gary Craig. Er beschreibt die menschliche Psyche bildhaft als einen Palast der Möglichkeiten. Dabei entspricht die persönliche Komfortzone nur einem kleinen Teil dieses Palastes. Ein großer Teil bleibt ungenutzt.

Die Räume des kleinen genutzten Teils sind zudem häufig mit größtenteils einschränkenden Glaubenssätzen beschriftet.

Diese Schriften an den Wänden sind in der Regel nicht selbst erfunden, sondern stammen von Eltern, Autoritätspersonen oder von Norm gebenden Gruppen.

Auch wenn diese Glaubenssätze einschränkend oder sogar quälend sind, prägen sie doch die Komfortzone. Sie helfen der Psyche sich bestmöglich an das System anzupassen und bieten damit subjektiv gefühlte Sicherheit.

Wie im Kapitel »Einwände« gesehen, ist es daher nicht immer einfach, die bestehenden hinderlichen Glaubenssätze einfach »auszuradieren«.

Gelingt es durch die Arbeit mit dem Basisprotokoll oder der Systemischen Klopfakupressur unter Einbeziehung auftretender Einwände belastende Themen und Glaubenssätze aufzulösen, wird eine größere emotionale Wahlfreiheit erlangt. Damit wird quasi automatisch die bisherige Komfortzone verlassen. Neue Entwicklungs- und Wachstumsräume können erobert werden und der Palast der Möglichkeiten kann Realität werden.

KLOPFAKUPRESSUR FÜR POSITIVE VERÄNDERUNGEN

Jede Auflösung einer emotionalen Belastung ist schon eine positive Veränderung. Um diese zu intensivieren und ihr eine Richtung und ein Ziel zu geben, hat die Amerikanerin und Klopfakupressur-Trainerin Patricia Carrington das Konzept der positiven Erweiterungssätze (Choices) in die Klopfakupressur eingebracht.

Erweiterung des Eingangssatzes

Choices sind Erweiterungen des klassischen Einstimmungssatzes, die eine Wahl oder eine neue Richtung anregen.
Der klassische Einstimmungssatz

Auch wenn ich XY habe, nehme ich mich so an, wie ich bin.

wird zum Beispiel zu:

Auch wenn ich XY habe, nehme ich mich so an, wie ich bin und bin bereit, es jetzt loszulassen.

Weitere Beispiele für Erweiterungen

Auch wenn ich XY habe, bin ich ok und

- entscheide mich, ab jetzt gut für mich zu sorgen
- achte mich dafür, dass ich jetzt daran arbeite
- erlaube es mir, es jetzt anders zu sehen
- danke meinem Körper, dass er mir diese Signale sendet
- erkenne ich an, wie schwierig diese Zeit für mich war
- erkenne ich an, was ich alles geleistet habe
- wähle tiefen Frieden in mir zu spüren, und diesen weiterzugeben
- wähle sanften Trost in mir zu spüren
- denke, etwas absolut Wesentliches zu lernen
- bin bereit, offen dafür zu sein, dass sich etwas überraschend Gutes aus diesem Ereignis entwickelt
- wähle für mich und andere, Liebe und Heilung auszustrahlen

Wenn die Belastung naturgemäß am Anfang einer Bearbeitung noch sehr hoch ist, kann es sein, dass ein derartiges positives Ziel sich noch nicht stimmig anfühlt. Die Gefahr ist dann gegeben, dass sich innere Einwände melden oder erst bilden.

Daher entfaltet diese Technik ihre größte Wirksamkeit, wenn sie gegen Ende eines Bearbeitungsprozesses angewandt wird, dann, wenn die größte Belastung schon abgebaut ist.

AUFBAU UND VERWIRKLICHUNG KONGRUENTER ZIELE

Sind mit der Klopfakupressur emotionale Belastungen aufgelöst und ist ein gewisser Grad emotionaler Freiheit erreicht, stellt sich oftmals ein Gefühl der Gelassenheit oder inneren Friedens ein. Ziele, die aus dieser emotionalen Wahlfreiheit heraus angestrebt werden, können mit dem Positiven Klopfen unterstützt werden.

Es bedeutet nicht, durch das »Einklopfen« positiver Affirmationen belastende Emotionen zu überdecken. Diese Vorgehensweise entspräche nicht dem Verständnis von echter emotionaler Wahlfreiheit. Diese wird nur durch die Bearbeitung und Auflösung erreicht, nicht aber durch ein Überdecken.

Ablauf

- Bestimme dein Ziel oder deinen Wunsch.
- Formuliere dein Ziel eindeutig, positiv und in der Gegenwartsform. Es muss vorstellbar und erreichbar sein.
- Überprüfe, ob die bei Erreichung des Ziels zu erwartenden Auswirkungen für dich und dein soziales Umfeld ok sind.
- Frage dich: Wie weit bin ich davon entfernt?
- Bewerte die Antwort auf einer Skala von 0-10!
  - 0 = ich bin sehr weit von meinem Ziel entfernt.
  - 5 = ich habe die halbe Strecke geschafft.
  - 10 = ich habe mein Ziel erreicht.
- Klopfe das Ziel, z. B.: »Ich bin in der Prüfung ruhig und gelassen und ich bin ok so, wie ich bin.«
- Teste: Komme ich dem Ziel näher?

- Wenn das nicht der Fall ist, gibt es möglicherweise Blockaden. Spüre sie auf und bearbeite sie mit der Klopfakupressur oder ggf. mit der Systemischen Klopfakupressur.
- Du hast dein Ziel erreicht, wenn du dir die Erreichung deines Ziels ohne emotionale Belastung bzw. Einschränkung vorstellen kannst.
- Visualisiere intensiv, wie es sich anfühlt, im Ziel angekommen zu sein.
  - Woran merke ich, dass ich mein Ziel erreicht habe?
  - Wie werden es meine Angehörigen und Freunde merken?
  - Wie werde ich mich fühlen?
  - Wird mir oder jemand anderem etwas fehlen, wenn ich mein Ziel erreicht habe?
- Ergeben sich hierbei Unstimmigkeiten, suche nach Einwänden. Eventuell wurde zu früh mit dem Positiven Klopfen begonnen.

KLOPFAKUPRESSUR BEI CHRONISCHEN KRANKHEITEN

Was kann die Klopfakupressur hier leisten?

Auch wenn die Krankheit als solche nicht geheilt werden kann, so kann die Klopfakupressur doch auf vielfältige Weise begleitend in Form einer langfristigen emotionalen Unterstützung eingesetzt werden.

Grundsätzlich können alle unten genannten Punkte auch bei akuten Erkrankungen relevant sein. Folgende Themenbereiche sind denkbar:

Es geht um Fragen, die die Krankheit und ihre Symptome direkt betreffen, um Sinn-und Identitätsfragen und um die systemischen Auswirkungen.

1. Themen / Aspekte mit direktem Bezug zur Erkrankung

Es gibt eine Fülle von Themen und Aspekten rund um eine chronische Erkrankung. Beispielhaft seien folgende Punkte genannt.

- Akzeptanz und Bearbeitung der Krankheitssymptome
- Schmerz, Schwäche, Behinderung etc.
- Auseinandersetzung mit der medizinischen Behandlung
- Angst vor Eingriffen, Medikamenten und deren Nebenwirkungen, Angst vor dem Krankenhaus ...
- Akzeptanz und Bearbeitung eines ungewissen Krankheitsverlaufs und einer ungewissen Zukunft

Diese Themen/ Aspekte können mit diversen Klopfakupressur-Techniken direkt bearbeitet werden:

- Basisprotokoll zur Bearbeitung einer Emotion oder eines Körpergefühls
- Metaphernarbeit
- Erzähltechniken

MÖGLICHE EINSTIMMUNGSSÄTZE

- Auch wenn ich diese Schmerzen, Schwäche etc. habe, bin ich ok so, wie ich bin / nehme ich mich so an, wie ich bin.
- Beim Klopfen: meine Schmerzen ...
- Auch wenn ich so große Angst vor der Operation habe, ...
- Beim Klopfen: Meine Angst vor der OP...
- Auch wenn ich befürchte, dass die Medikamente schlimme Nebenwirkungen haben werden, ...
- Beim Klopfen: Meine Angst vor den Nebenwirkungen...
- Auch wenn ich nicht weiß, wohin das Ganze führen wird, ...
- Beim Klopfen: meine Angst vor der Zukunft.

2. Personenbezogene Themen

Was macht die Erkrankung mit der erkrankten Person? In diesem Bereich kommt es zu vielen Fragen:

- Frage nach dem Selbstwertgefühl
- Identitätsfragen
- Sinnfragen
- Was hindert daran, gesund zu sein?
- Welche Vorteile bietet die Krankheit?

Für diese Themen eignen sich folgende Techniken:

- Arbeit mit Glaubenssätzen
- Kernthemen
- Einwänden
- Systemisches Klopfen

MÖGLICHE EINSTIMMUNGSSÄTZE

- Auch wenn ich glaube, dass es immer mich trifft, ...
- Auch wenn ich es nicht wert bin, gesund zu sein, ...
- Auch wenn ich nicht weiß, warum...
- Auch wenn alles keinen Sinn mehr macht, ...
- Meine Existenzangst, dass ich keine Rente bekomme, wenn ich meine Krankheit verliere ...

3. Umwelt- und systembezogene Themen

Die bewusste oder unbewusste Wahrnehmung emotionaler Belastungen innerhalb von Beziehungen hat häufig einen direkten Einfluss auf die Gesundheit bzw. Krankheit. Wie gelingen dabei

- Aufrechterhaltung und Umgestaltung von Beziehungen zu Angehörigen und Freunden
- Entwicklung und Aufrechterhaltung adäquater Beziehungen zu Ärzten und Pflegekräften

FAMILIÄRE BEZIEHUNG

Eine Klientin mit chronischen Rückenschmerzen berichtet auf die Frage nach der häuslichen Situation in ihrer Kindheit:

»Ich habe mich zuhause nie getraut, fröhlich zu sein, weil meine Mutter durch ihre Depression so belastet war.«

Das Loslassen der eigenen Last (Rückenschmerzen) würde der Klientin eine Freiheit bringen, die ihre Mutter nicht leben konnte.

Möglicherweise sind die chronifizierten Rückenschmerzen Ausdruck einer Loyalität zur Mutter und damit einer systemischen Bearbeitung zugänglich.

BEZIEHUNG ZU MEDIZINISCHEM PERSONAL

Eine gute Beziehung zu den behandelnden ÄrztInnen ist bekanntermaßen ein wichtiger Faktor für die Genesung.

Wenn sich KlientInnen etwa beim Anblick eines Arztes an den eigenen Vater erinnert fühlen, mit dem sie in Konflikt standen, kann dies die Wirksamkeit der Behandlung beeinflussen.

Hilfreich ist hier die Bearbeitung der belasteten Beziehung zum Vater mit der Systemischen Klopfakupressur.

KLOPFAKUPRESSUR BEI BURN-OUT

Um die Möglichkeiten aufzuzeigen, in welchem Rahmen die Klopfakupressur sinnvoll einzusetzen ist, möchte ich hier die Definition der US-amerikanischen Psychologin Christina Maslach (1984) zitieren:

»Burnout ist ein Syndrom emotionaler Erschöpfung, Depersonalisation und reduzierter persönlicher Leistungsfähigkeit, das bei Individuen, die in irgendeiner Weise mit Menschen arbeiten, auftreten kann.«

Grundsätzlich lässt sich die Klopfakupressur gewinnbringend einsetzen. Jedoch ist in einem fortgeschrittenen Stadium mit ausgeprägten körperlichen Symptomen wie zum Beispiel Herzrasen oder -stolpern sowie bei schwerer Depression oder gar Suizidgefahr dringend ärztliche Hilfe angezeigt. Es geht also wieder um das rechte Augenmaß und das Erkennen der Grenzen der eigenen Kompetenzen und der angewandten Methode.

Ist es verantwortbar die Klopfakupressur einzusetzen, erfolgt die Bearbeitung des Burn-outs unter Einbeziehung aller zu Verfügung stehenden Techniken.

Das große **Thema** heißt **Ausgebrannt sein**, alle **Symptome** lassen sich als **Aspekte** verstehen und als solche bearbeiten.

Für **körperliche Symptome** eignet sich die Technik **Arbeit mit einer Körperwahrnehmung** in der einfachen Form oder als **Metapherarbeit**. *(Seite 28 und 30)*

Emotionale Probleme lassen sich direkt mit dem **Basisprotokoll** klopfen oder auch als **Metapher.** *(Seite 22 und 34)*

Situationsbezogene Belastungen können mit der **Erzähltechnik** bearbeitet werden. *(Seite 35)*

Glaubenssätze können bearbeitet werden. *(wie auf Seite 40 beschrieben)*

Darüberhinaus kann das Klopfen aller oder einiger Punkte jederzeit zur **Stabilisierung** *(Seite 82)* eingesetzt werden.

Wenn ein **Kernthema** *(Seite 48)* herausgearbeitet werden kann, was häufig im Bereich einer Selbstwertproblematik angesiedelt ist und sich zum Beispiel in einem Glaubenssatz wie »Ich bin nicht gut genug« zeigt, kann nach erfolgreicher Bearbeitung vielen Folgesymptomen der Nährboden entzogen werden.

Zeigt sich ein **systemischer Hintergrund**, kann dieser mit der **Systemischen Klopfakupressur** bearbeitet werden. *(Seite 54)*

Diese Aufzählung erhebt natürlich nicht den Anspruch einer Anleitung, sondern soll die breitgefächerten Möglichkeiten der Klopfakupressur bei dieser Problematik aufzeigen.

STUDIEN UND INTERNETSEITEN

Auch wenn die Erklärungsansätze unterschiedlich sein mögen, so ist die Wirksamkeit von Klopfakupressur bereits vielfach untersucht und bestätigt worden.

Es gibt mittlerweile eine große Anzahl von Studien. Eine große Studie möchte ich hier direkt nennen:
Die Studie von David Feinstein, pH.D. und Dr. Joaquin Andrade von 2005.
Hier ein Auszug in einer Übersetzung von Dorothee Geray:

»Die größte dieser Unterstudien, die sich über fünfeinhalb Jahre erstreckte, verfolgte die Behandlungserfolge von rd. 5.000 Patienten mit Angststörungen. Die Hälfte der Probanden erhielt energiepsychologische Behandlung ohne Medikamente. Die andere Hälfte erhielt die bisher an den Kliniken übliche Behandlung mit Verhaltenstherapie, ggf. mit Medikamentenunterstützung, soweit notwendig. Die Interviews am Ende der Behandlung zeigten zusammen mit den Nachfassgesprächen nach 1, 3, 6 und 12 Monaten, dass die energiepsychologische Behandlung bedeutend effektiver war als die Verhaltenstherapie mit teilweise Medikamentenunterstützung und zwar sowohl im Hinblick auf das Verhältnis der Patienten, die eine gewisse Verbesserung beobachteten, als auch das Verhältnis der Patienten, die komplette Symptomfreiheit berichteten.« (vgl. Abb. 2)

Verhaltenstherapie / Medikamente	Energetische Therapie/ Klopfen
leichte Verbesserungen 63%	90%
komplette Symptomfreiheit 51%	76%

Abb. 2: Ergebnisvergleich bei 5.000 Patienten mit Angststörungen am Ende ihrer Therapie.

Eine Vielzahl weiterer Studien und vertiefende Informationen zur Klopfakupressur finden sich auf folgenden Internetseiten:

Die Seite des Verbandes für Klopfakupressur e.V.
- http://klopfakupressur.org

Die Seite von Gary Craig:
- www.emofree.com

Weitere Seiten:
- http://emofree.ch/forschung/
- http://EFT-Info.com
- http://www.eftuniverse.com/Research-studies/EFT-Research
- http://eft-berlin.de/eft_wissenschaft.htm
- http://klopf-tutorial.de
- http://hindmarsh.de
- http://reginekroll.de

Da die Anzahl der Bücher zu diesem Thema sehr groß ist, möchte ich mich an dieser Stelle auf diese wirklich sehr umfassend informierenden Webseiten beschränken.

ÜBER DIE AUTORIN

Werdegang:

- Musikerin und Musikpädagogin; Staatliche Musiklehrerprüfung an der Folkwanghochschule Essen
- Reifeprüfung im Fach Violine an der Musikhochschule Köln
- Fernstudium Psychologie an der ILS, Institut für Lernsysteme
- Personal Coach
- Heilpraktikerin für Psychotherapie
- Systemische Beraterin
- Entspannungspädagogin
- Klopfakupressur nach D.A.CH., zertifiziert durch: DGEPM e.V. und D.A.CH. e.V. (Verband für Klopfakupressur).

1956 in Bochum geboren, lebe und arbeite ich in Oldenburg i. O. Ich bin verheiratet, habe vier Kinder und acht Enkelkinder.

Als Musikerin und Musikpädagogin gilt mein besonderes Interesse natürlich der Musik, insbesondere dem Geigenspiel.

Ich habe mich aber auch immer für Menschen interessiert, für deren Ausdrucksmöglichkeiten und Begrenzungen und dies nicht nur im künstlerischen Bereich.

Das hat mich nach Wegen der Erweiterung suchen lassen.

Diese Suche führte mich über verschiedene Stadien zur energetischen Psychologie. Mit der Klopfakupressur habe ich für mich wunderbare Wege der Erweiterung gefunden, die ich gerne weitergeben möchte.

DANK

An erster Stelle möchte ich meinen Klienten danken, die mir ihr Vertrauen entgegengebracht haben und von denen ich sehr viel lernen konnte.

Dann möchte ich allen danken, die mich bei diesem Vorhaben unterstützt haben:

Mein Mann Mathias Kroll, der immer an mich und dieses Projekt geglaubt hat,

Ronald Hindmarsh, der mich auf die Idee gebracht hat, dieses Buch zu schreiben,

Heike Schoo, die die ein oder andere Version immer wieder korrigiert hat,

Christiane Große-Bley, die mit gutem Rat zur Seite stand,

Katja Mugele-Schurig, die viele gute Fragen hatte,

Heike Schugt, die mich immer wieder ermuntert hat, weiter zu machen,

Ulla Witting, die mich auf neue Design-Ideen brachte,

Florian Götting, der diese dann umgesetzt hat.

Außerdem möchte ich der Grafikerin Sona Zinkl vom Verlagshaus Schlosser für die gute Zusammenarbeit danken.

Dieses Lehrbuch für Klopfakupressur eignet sich sowohl für die Selbstanwendung als auch für die Anwendung im therapeutischen Kontext.

Neu ist die ergänzende Einführung und Beschreibung der Systemischen Klopfakupressur, die oftmals dann weiterführt, wenn die bis dahin bekannten Techniken an ihre Grenzen stoßen.

Regine Kroll